# 健康格差

## あなたの寿命は社会が決める

NHKスペシャル取材班

講談社現代新書

2452

本書で使用している写真は、特に断りがない限り、２０１６年9月19日放送ＮＨＫスペシャル「私たちのこれから　#健康格差　～あなたに忍び寄る危機～」にて取材班が撮影した画像を使用している。

# はじめに

低所得の人の死亡率は、高所得の人のおよそ3倍――。

健康長寿社会を目指し、全国の大学・国立研究所などの研究者が分析を進めている日本老年学的評価研究（Japan Gerontological Evaluation Study, JAGES）プロジェクトが、65歳以上で要介護認定を受けていない人2万8162人を4年間にわたって追跡調査したところ、その間に死亡した男性高齢者は、高所得の人が11・2％なのに対して、低所得の人はその3倍の34・6％に及んでいるという衝撃的な調査を2008年に発表した。

所得で人の死が左右されるだけではない。住んでいる地域や雇用形態、家族構成の違いで病気になったり、寿命が短くなったりしてしまうという問題が、最近、日本社会で深刻化しつつあることがわかってきた。

たとえば、2014年に東京都が発表した足立区と杉並区の65歳健康寿命（65歳の人が介護を必要とせず、健康で日常生活を支障なく送ることができる平均寿命）を見てみると、杉並区が男性で83・19歳、女性が86・06歳なのに対し、足立区は男性81・44歳、女性84・

42歳と、2歳近い差があることがわかった。さらに全国の健康寿命になると、1位は男女ともに山梨県だが、最下位は男性では徳島県、女性では大阪府となり、その差は3歳以上にもなっている。

また、全日本民主医療機関連合会（民医連）の2014年の調査によると、雇用形態の違いが疾病にも影響することがわかっている。たとえば、非正規雇用の人は正社員よりも、糖尿病の合併症である糖尿病網膜症を悪化させる割合が1・5倍高いというデータがあるのだ。

こうした社会問題は「健康格差」と呼ばれ、いま私たちの身の回りに確実に忍び寄っている。「健康格差」は、健康に対する自己管理能力の低さが原因ではなく、生まれ育った家庭環境や地域、就いた職業や所得などが原因で生じた病気のリスクや寿命など、私たち個人の健康状態に気づかぬうちに格差が生まれてしまうことを指す。

背景にあるのは、「失われた20年」に代表される日本社会の構造的な変化だ。大きな要因としてあげられるのは、非正規雇用者の増大などの労働環境の激変と、それにともなって生じる収入格差の拡大である。正規雇用者に比べ、非正規雇用は不安定で賃金も著しく低い。たとえば、毎月勤労統計調査によると、一般労働者の給与が34・3万円であるのに対してパートタイム労働者は9・5万円と3分の1にも満たない。賞与もなければ、賃金のベースアップもない。こうした雇用格差によってジリジリと生じてくる所得格差が、日々の生活レベルや子どもの教育環境などの格差に連鎖し、健康も脅かしつつある。

「健康格差」は、何も特定の人に限った問題ではない。現役、子ども、高齢者、すべての世代で深刻化している。まず現役世代では、非正規雇用者の間で、糖尿病の問題が深刻化している。正社員との比較では、糖尿病合併症リスクは5割増にもなるという調査結果もある。

また、子どもたちの間では、貧困家庭を中心に肥満が広がっている。健康を維持するためにはバランスのとれた食生活を送ることが必要だが、家計に余裕のない家庭では、単価の高い野菜や果物などを購入できずに、比較的安い炭水化物を過多に摂取することが多い。そのため、給食がなくなる夏休みなどに食生活が乱れて、休み中に肥満化する子どもが増えているという。

そして高齢者でも、「下流老人」と言われる低所得の人ほど、お金がないため医療機関の受診を控えており、その結果は健康状態に如実に表れていることがわかっている。「健康格差」研究の第一人者である国立長寿医療研究センター部長で千葉大学の近藤克則《こんどうかつのり》教授の研究によれば、具合が悪いのに医療機関の受診を控えたことがあると答えた高齢者は、年収300万円以上の人が9・3%なのに対して、年収150万円未満の人は13・3%。その理由として、年収300万円以上の人は「待ち時間」をあげた人が最も多かったが、年収150万円未満の人は「費用」をあげる人が最も多くなっていた。

さらに、住む地域によっても「健康格差」があることがわかってきた。それが「がん」へのかかりやすさだ。国立がん研究センターが都道府県ごとに、がんと診断された人口10万人あたりの患者数（罹患率）をまとめた調査によると、胃がんは男女ともに秋田県が最も高く、肺がんは男性が和歌山県、女性は石川県がワースト1位、乳がんは東京都が突出していることがわかった。一部のがんは、地域によって異なる生活習慣が、がんへのかかりやすさを左右していると考えられている。

バランスがとれた食生活と適度の休息さえとれていれば健康であったはずの人が、ここまでに列挙した理由が原因で健康を損ない短命に終わるとしたら、大きな問題だ。バブル崩壊後の社会構造の変化が、ついに国民の健康にまで影響を及ぼしてきたという意味で、「健康格差」は日本社会にとって看過することができない深刻な問題になってきた。

「健康格差」は、人の命の格差に直結していく取り返しのつかない社会問題だ。日本だけではなく、世界的な規模で起きていることから、WHO（世界保健機関）も警鐘を鳴らしている。WHOは「健康格差」を生み出す要因として、所得、地域、雇用形態、家族構成の4つが背景にあると指摘し、「健康格差」を解消するよう各国に対策を求めている。

こうした中、日本の「健康格差」問題に対し、世界を代表する公衆衛生の研究者も「このままにしておくと、日本の長寿大国は危ない」と警告している。そのひとりが、2015年から2016年まで世界医師会会長を務めたマイケル・マーモット氏だ。マーモット氏はロンドン大学教授で、2000年に疫学と「健康格差」の研究でナイト（knight）の称号を得ている。マーモット氏は、日本の貧困率がOECD（経済協力開発機構）先進35ヵ国中7番目に高いことを指摘し、世界に誇る国民皆保険制度が確立されている日本でも健康格差が拡大していると強く懸念している。国も当然、危機感を抱いている。平成26年版厚生労働白書に、「健康日本21」（第2次）の基本的な方向として「健康格差の縮小」を取り組むべき筆頭項目に挙げた。国は「健康格差」を解消できれば、10年間で5兆円の社会保障費を抑制できるとして、対策に乗

WHO
「健康格差」4つの要因

| | |
|---|---|
| 地域 | 所得 |
| 家族構成 | 雇用形態 |

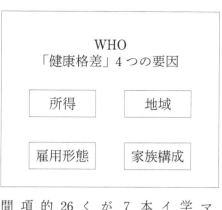

り出している。

そこで、私たちＮＨＫスペシャル「私たちのこれから」取材班では、「健康格差」の実態と問題の共有、そして、主要な課題点を理解した上で、処方箋となりうる打開策を探るため各方面に取材を行い、今後検討すべき政策提言にまで踏み込んだ。

２０１５年に放送を開始したＮＨＫスペシャルの大型シリーズ「私たちのこれから」は、人口減少社会に突入した日本社会に焦点をあて、私たちに何が起きるのか、それをどう乗り切っていけばよいのかについて、官僚・専門家・視聴者の皆さんとともに考える討論形式で番組を制作してきた。

およそ2年半に及んだ番組で取り上げてきたテーマは、年金・雇用・介護・少子化・不寛容社会・長時間労働・認知症・子どもたちの未来など多岐にわたったが、この「健康格差」は、最も視聴者の反響が大きいテーマだった。それは「健康格差」が、医療・福祉・雇用・労働・教育・子育てなど、日本が抱える様々な問題の根本に結びつくからではないだろうか。

考えてみれば、健康は人が生きる上での基盤であるから当然とも思えるのだが、逆に言えば、その健康が脅かされるということは、まさに日本社会を下支えする基盤が揺らいでいる証であり、恐るべき問題が私たち一人一人の身にせまっていることでもある。

また同時に「健康格差」問題の解決には、乗り越えなければならない大きな壁があることもわかってきた。それは「健康は自己管理するもの」「健康は自己責任で解決すべき」という根強い風潮だ。この流れを変えるために、従来とは異なるアプローチで打開策に取り組む海外の事例や国内の自治体の取り組みも取材した。

「健康格差」は、一見「自らの健康管理を怠ったゆえの自業自得」と捉えられることが少なくない。しかし、これは一部の人たちが不利益を被るという単純な問題ではない。「健康格差」を放置すれば、医療費や介護費の増大を招くだけでなく、破綻寸前にあると揶揄《やゆ》される日本の国家財政をさらに圧迫する。その結果、社会保障制度の切り下げや、保険料の値上げや増税という形で、国民全員が負担を強いられることになる。いわゆる「自己責任論」で切り捨てても、結局は社会全体の問題として「しっぺ返し」のような形で、国民一人一人にのしかかってくる問題なのだ。

また、誰もが、生涯ずっと健康でいられるわけではない。健康を著しく損なえば、必然的に仕事を辞めざるを得ないこともある。職を失い、経済的に困窮したときは、生活保護が必要になる。事実、高齢者の貧困世帯の増加にともない、生活保護の受給者は、年々増加の一途を辿《たど》っている。生活保護を開始する理由の多くは「疾病」である。今後、働けなくなった高齢者にくわえて、もし健康を損なった現役世代がこれに加わったらどうなるか。専門家の中には「20年後、生活保護率が急上昇し深刻な社会問題として火を噴く」と危惧する人もいる。

健康は、私たち一人一人だけでなく、日本の未来を左右しかねない重大な問題だ。「人口減少」という局面において、世界に例を見ない急速な「超高齢化」と、「超少子化」と呼ばれるほどに深刻な少子化問題、そして２０１５年から２０４０年までの25年間で１７５０万人も減ると推計される生産年齢人口、つまり「労働人口の減少」という日本の未来をめぐる４つの問題に直面する中で、国民の健康が脅かされるという事態は、人間が最低限度の生活ができる社会の「底」がついに抜けるといっても過言ではないほどの問題である。

本書は、２０１６年９月19日にＮＨＫ総合テレビで放送されたＮＨＫスペシャル「私たちのこれから　#健康格差　～あなたに忍び寄る危機～」の番組内容を中心に、大幅に取材を加え執筆したものである。

本書は次のように構成されている。

第１章では、「雇用と所得」をテーマに、非正規雇用者の若者たちの「健康格差」について取り上げる。従来であれば中高年がかかる重い糖尿病が20代の若者たちの間に広がっている、というショッキングな事例を紹介する。また子どもや高齢者に及ぶ「健康格差」の実態にも触れる。

第2章は、「地域」における「健康格差」を取り上げる。食や生活習慣にそれほど大きな違いがないと思われる日本においても、平均寿命や健康寿命には地域によって開きがある。その差はどこからくるのか。胃がんのかかりやすさ（罹患率）が最も大きい秋田県を訪ねた。

第3章は、「打開策」。食塩摂取量を減らすためにイギリスが行った手法について紹介する。また合わせて東京23区で健康寿命が最短レベルにある足立区が、区を上げて取り組んでいる糖尿病対策を取り上げる。

第4章は、「処方箋」の可能性を探る。ヒューマンリソースを駆使して、健康寿命を延ばす自治体の様々な取り組みを紹介する。

第5章は、番組で行われた「健康格差」をめぐる討論の再現だ。「健康格差」では必ず議論になる「自己責任論」についての熱い議論を紹介したい。

第6章は、「健康格差」の世界的研究者である、ハーバード大学公衆衛生大学院イチロー・カワチ教授へのインタビューを収録した。カワチ教授は、平均寿命が世界第1位だった日本の長寿国家が危機に瀕していると警告を発する。
これらの内容を読んでいただければ、「健康格差」問題をめぐる主要な論点は理解できるはずだ。大所高所からの議論にならないように、皆さんの健康を改善するためのアドバイスなども随所に盛り込んだ。肩肘張らず本書を読んでいただきたい。

本書を通じて、「健康格差」が私たち個人だけではなく、私たちが生きる社会にとって大きな問題であることを感じていただき、どうすればこの問題を解決できるのかを一緒に探求していただけたら幸いである。

目次

# 第1章　すべての世代に迫る「健康格差」

本章では、子どもから現役世代、そして高齢者にいたるまで、すべての世代に忍び寄る「健康格差」の実態に焦点を当てる。WHOによると「健康格差」を生み出す要因は、所得、地域、雇用形態、家族構成の4つが背景にあるとしているが、まずは所得、雇用形態、家族構成の3つについてくわしく見ていく。

## 1　現役世代に迫る危機

### 若者と糖尿病

まずはじめは、現役世代に迫る「健康格差」の現実だ。

「生活習慣病」として知られる糖尿病。血糖値が高くなる病気として、国内の患者数が2012年に950万人を突破し、日本人の13人に1人がかかる「国民病」のひとつとして社会問題になっている。糖尿病は血糖値が高い「高血糖」の状態が続くことで、進行すると人工透析が必要となる「糖尿病腎症」や失明の危機がある「糖尿病網膜症」、「脳卒中」などを引き起こす合併症をともなう。これまで患者の大半は中高年層とされ、若い世代にとっては無縁の病気と思われてきた。

ところが最近、30代から40代の現役世代に、糖尿病患者が増え始めている。しかも、単なる糖尿病ではなく、腎臓や目の網膜に合併症を引き起こした重度の患者だ。腎臓に合併症が出る「糖尿病腎症」は、悪化すると週におよそ3回、半日がかりで透析を受ける必要があるほか、網膜に合併症が出る「糖尿病網膜症」の場合は、失明することもある。

## 重度の糖尿病患者が次々に

現役世代の異変にいち早く気づいたのは、石川県金沢市の内科医・莇也寸志《あざみやすし》さんだ。金沢で何が起きているのか。取材班は、市内にある金沢城北病院を訪れた。経済的な理由により、医療費の支払いが困難な患者のために、無料低額診療も行っている総合病院だ。取材班を診察室に通すと、莇さんは「まずはこの写真を見てもらいましょう」と一枚の写真を見せてくれた。口の中だけを映した写真には、歯がほとんどなく、ほんの少し残っている歯も、黒く蝕《むしば》まれている。

「こちらの方、まだ20代なんですよ。70代の方じゃないんですよ、うん」

まるで、70代、80代の高齢者の口の中を写したかのようなレントゲン写真に目を疑う取材班に、莇さんはカルテを見ながらこう続ける。

「この方は、歯周病が悪化してこんな状態になったんです。2型糖尿病の合併症のひとつですね。私は30年ほど糖尿病の臨床を続けてきましたけど、こんなケースはこれまで一度も経験したことがなく、とても驚きました」

葤さんはこの患者に出会った後も、立て続けに3例ほど若い世代の重症の糖尿病患者を診察する。時は、2008年。100年に1度の経済危機と言われ、世界経済に大きな打撃を与えた「リーマン・ショック」後のことだった。

糖尿病には、主に「1型糖尿病」と「2型糖尿病」の2つのタイプがある。「1型糖尿病」は、血糖値を下げるインスリンを製造する、膵臓《すいぞう》のβ細胞が壊れてしまうことで発症する。これに対し「2型糖尿病」は、もともと糖尿病になりやすい人が、肥満・運動不足・ストレスなどをきっかけに発病する。「1型」は主に自己免疫の異常などによって小児期に発生することが多いのに対して、「2型」は長年の生活習慣による中高年期に発症することが多いとされている。一般に「40代以下の2型糖尿病患者は全体の3%程度」と言われており、専門医であっても若い患者を診《み》ることは、まれなことだ。

葤さんは言う。

「生活習慣病とされる2型糖尿病は、通常なら40代以上がかかる病気でしょう。ところが、立て続けに合併症を起こした若い患者さんを診たわけです。こんなことは、滅多にないわけですから、これは何かおかしい、何か起こっているんじゃないかと思ったわけです」

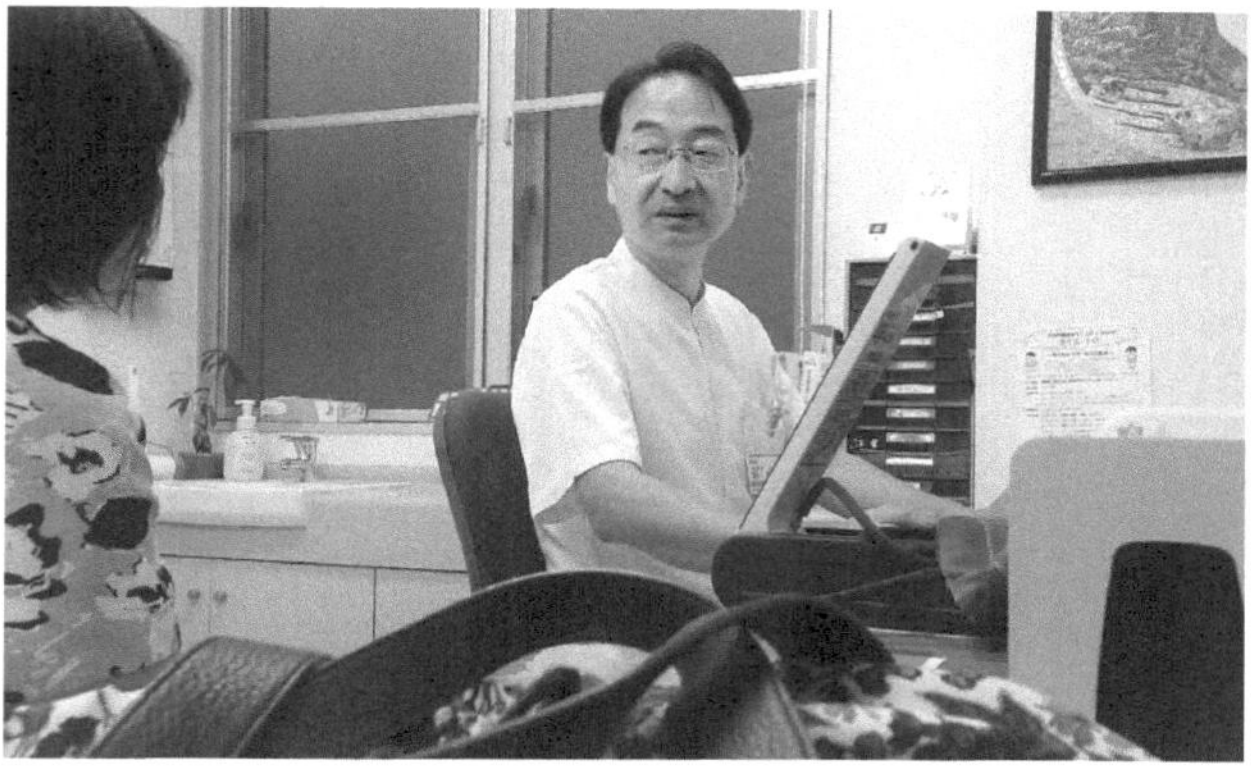

若い重症糖尿病患者を診断する葯医師

ただでさえ少ないとされる、若者の2型糖尿病患者。その中に、本来なら発症から、長い期間が経《た》ったのちに発症する合併症を併発している人がいるという事実。葯さんが感じた「何か起きている」という原因は、患者の肉体面にあるのか、精神的なストレスにあるのか、はたまた患者を取り巻く社会的な環境の変化が引き起こしたものなのか。「ただごとではない」と感じた葯さんは、2型糖尿病患者の症状をくわしく調べるだけでなく、一歩踏み込んだ診察方法に取り組んだ。それは、患者の食事方法や運動習慣を尋ねる通常の診察に加え、職歴や年収などについても尋ねる診察だった。

日本の病院では一般に、年収や職歴など患者の社会的背景を聞くことは、プライバシーにかかわるとして避けられる傾向がある。しかし、症状の悪化には、社会構造の変化が影響しているかもしれないと仮説を立てた莇さんは、あえて患者にこうした質問をぶつけた。その結果、あぶり出されたのが、糖尿病と「貧困」との関係だった。患者に共通して見られたのが、非正規雇用などによるゆとりのない生活だった。

## 貧困と糖尿病

取材班は、莇さんの病院を受診した患者のひとりに話を聞くことができた。非正規雇用で15年間働いていたみゆきさん（仮名・40代）だ。みゆきさんと取材班が初めて会ったのは、病院の会議室だった。若干顔色が悪いことを除けば、第一印象はどこにでもいる穏やかな雰囲気の方だった。ところが、みゆきさんのある所作に、取材班の印象は大きく変わった。番組内容を記した「取材依頼書」を差し出したところ、みゆきさんが紙をまるで顔にくっつけるようにして読み始めたのである。

「ごめんなさい。視力が落ちてしまっているんです。糖尿病の合併症（糖尿病網膜症）なのか、文字がとても見づらくなってしまって。日の光もまぶしく感じてしまって、外に出るときはサングラスが手放せないんです」

30代の時、糖尿病を発症したみゆきさん。合併症から腎不全を併発しており、足のむくみがひどく、取材中もしきりに足をさすっていた。

「こんな状態になったのは、自業自得かもしれません。お金がないからといって、糖尿病だと知っていたにもかかわらず、病院に行かずほったらかしになっていました」

最近は、筋力が低下し、階段を登るのも難しくなってしまった。莇さんによれば、みゆきさんは腎不全が悪化しているため、数ヵ月後には人工透析が必要な状態だという。

「治療を受けることができたのは莇先生のおかげです。1年前、体がだるくてどうしようもないけれどお金がなくて病院に行けなかったとき、先生に尽力していただき、無料低額診療を私に紹介してくれ、治療費を無料にしてくれました。先生がいなかったら、今ごろどこかでのたれ死んでいたと思います」。みゆきさんは、一気にそう語った後、取材班の目も憚《はばか》らず、泣いてしまった。

取材班は日を改めて、金沢市郊外にあるみゆきさんの自宅を訪ねた。みゆきさんは、2階建ての小さなアパートの1階にひとり暮らししている。玄関を開けてすぐ気づいたのは、敷かれたままの布団と傍《かたわ》らにある大量の薬の袋だ。

「もう、横になるか、座ってボーッとしているっていうか。これ以上よくなることはない、悪くはなっても……」

と静かに語るみゆきさん。取材班は布団の横で、なぜこんなことになってしまったの

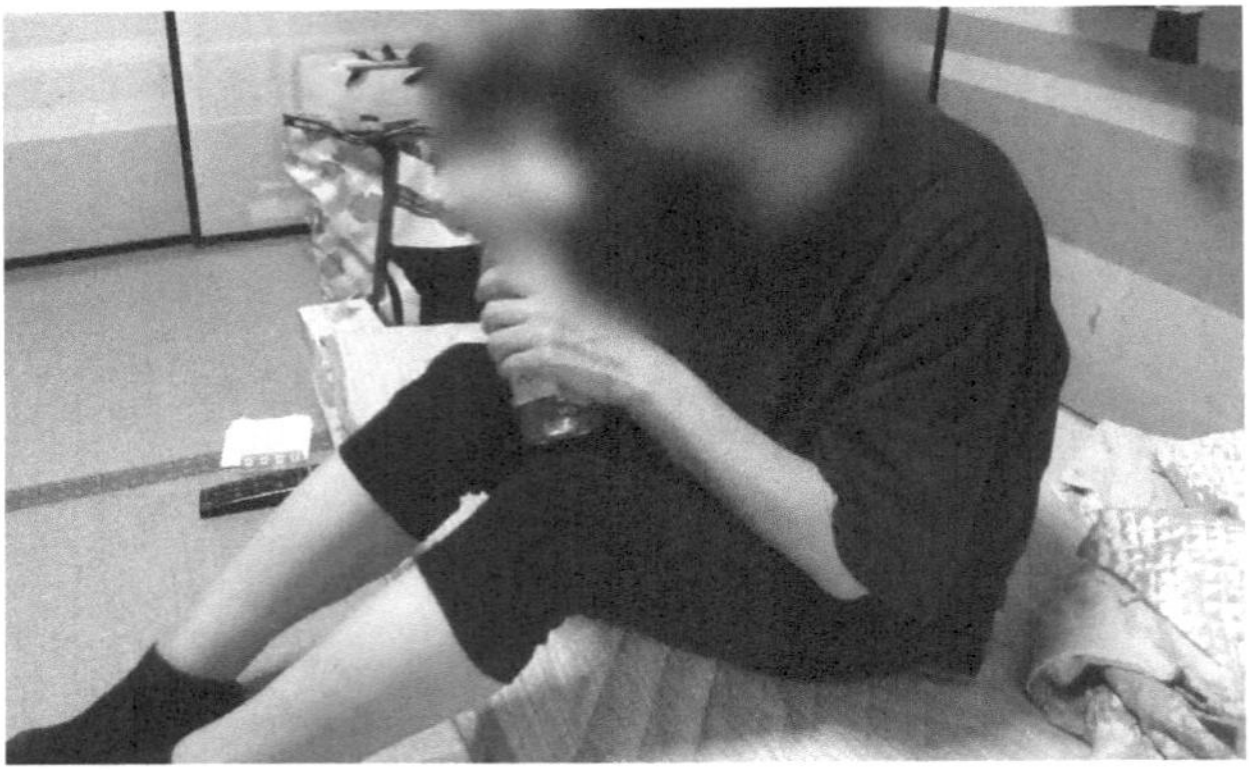

糖尿病に苦しむみゆきさん

か、話を聞いた。

みゆきさんは、非正規雇用の労働者として、主に工場での検品を中心に職場を転々としながら15年間働いてきた。夜勤と日勤を繰り返すような不規則な働き方だったため、食事は買ってきた弁当で済ますことが多かったという。1日12時間労働になることも多く、疲れ切って家につく毎日。次第に食べることだけが、ささやかな楽しみになっていった。帰宅すると、500㎖のビールとともに、弁当は少なくとも2パックをかきこむ。

「家に帰っても誰もいない。もし誰かがいれば、料理を作る気にもなるんですけど、自分だけのためだったら、ただお腹を満たせればいいだけっていうか。食べたらなんかすっきりするし。まあ、ストレス解消みたいに考えていましたね」

雇用が不安定だったことから、いつ仕事をクビになるかわからないという精神的なストレス。友人たちも、次々に結婚、出産し、ライフスタイルが異なってしまったことから知らず知らずのうちに疎遠になってしまう。そうしたストレスの解消が、すべて食べることに向かってしまった。

みゆきさんの乱れた食生活。それを指摘される機会にも恵まれなかった。短期契約の仕事が中心だったため、法律で定められている定期健康診断の対象にならなかったためだ。

このような生活を20代から続けること10年。36歳の時、ふと首が痛いと感じて訪れた病院で、みゆきさんは、いきなり「糖尿病」と診断される。医師からは定期的な受診を勧められたが、糖尿病の初期段階はほとんど自覚症状がないため、治療の必要性をそれほど強く感じなかったという。

「思いもよらない診断だったのですが、別に糖尿病と言われたって、痛くもかゆくもなかったんです。それより、病院に行くと行った分だけお金がかかるし、仕事も休まないといけない。するとその分、もらえるお給料は減ってしまう。だから、どうしても目の前の生活や食費にお給料を回してしまったんです」

こうして、糖尿病への対策を先送りにしてしまったみゆきさん。そのツケは、突然やってくる。診断から4年後、みゆきさんは仕事の最中に自分の体の異変に気付く。

当時、メガネの検品作業の仕事をしていたみゆきさんは、立て続けに上司に咎《とが》められる。レンズについた細かい傷の見落としが頻発したためだ。手先が器用で、細かい作業が得意だったみゆきさんを周囲は心配した。慌《あわ》てて視力を検査すると、問題なかった視力が矯正しても右0・3、左0・7にまで急激に落ちていることがわかった。職場は自分に期待をしてくれたが、視力が悪い中で正確な検品をする自信がないと落ち込んでしまったみゆきさんは「迷惑をかけてしまう」と工場を辞《や》めた。その出来事の後、みゆきさんの体調はまるで坂道を転がるかのように、次々とおかしくなっていった。足がむくみ出す。少しの段差でつまずく。全身がだるい。尿が出なくなる……。糖尿病の悪化で、今となっては食事や通院など必要な時以外は、自宅の布団で横たわって過ごすことしかできない生活になってしまった。

「今はもう、走ることができないし、まともに歩くことすらできないし。戻れることなら、健康なときに戻りたいなって思うことはあります」

そうかぼそく語って、みゆきさんは再び涙ぐんだ。

## 非正規雇用が貧困を生む

こうした、みゆきさんのような患者を立て続けに診察したことに強い危機感を抱いた莇さんは、全日本民主医療機関連合会（民医連）医療部に呼びかけ、全国の医療機関96施設

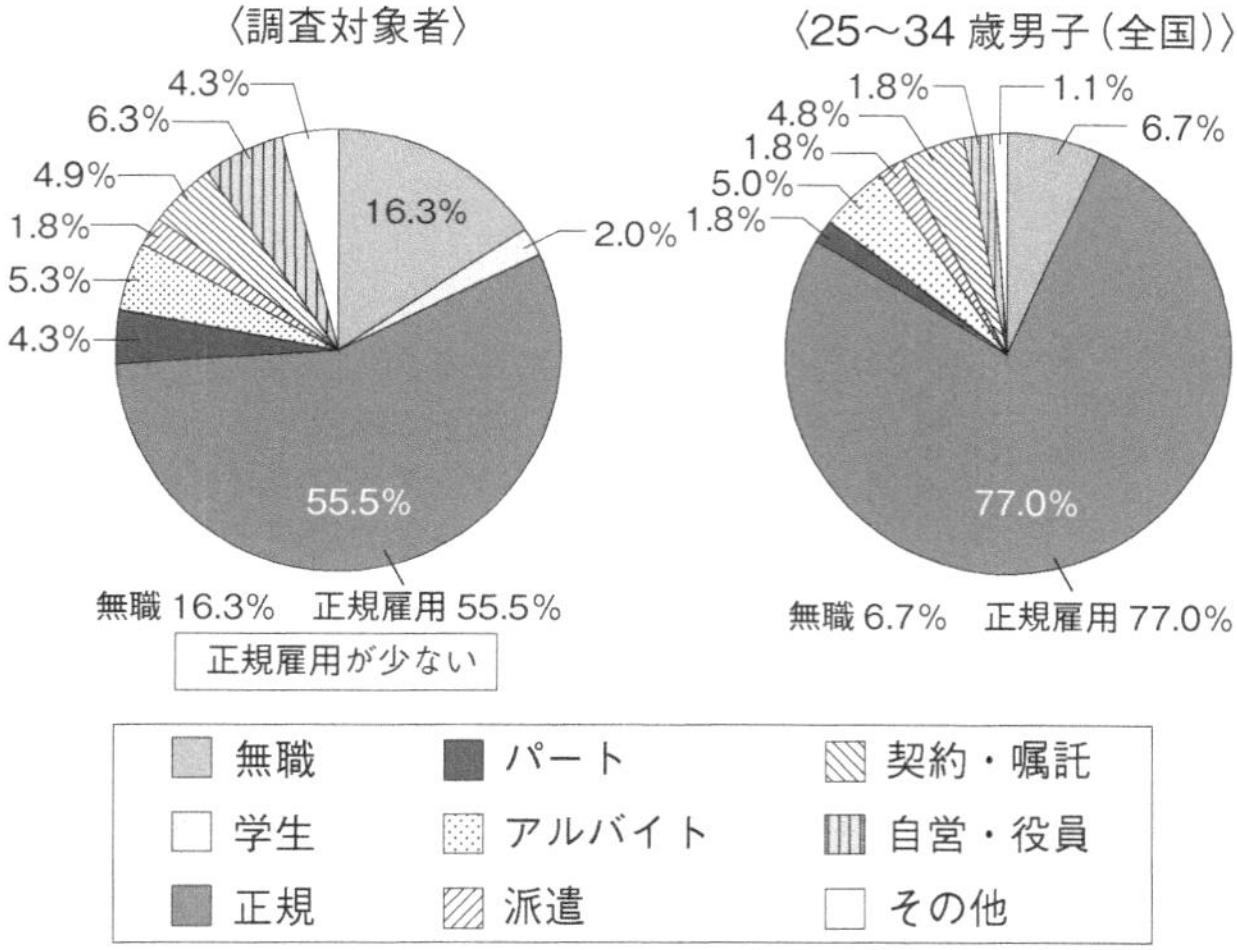


2013 年 3 月総務省労働力調査より

**図1－1　調査対象の男性患者グループの雇用形態と全国25～34歳男子の雇用形態の比較**

（53病院、43診療所）の協力を得て、40歳以下の2型糖尿病患者の782人の実態調査を行った。

図1－1は、調査に協力してくれた男性患者グループの雇用形態と全国の25～34歳男子の雇用形態を比較したものだ。グラフをみればわかるとおり、全国の25～34歳男子の無職は6・7％に対して、男性患者グループの無職は2倍以上の16・3％に達している。一方、男性患者グループの正規雇用者は55・5％と、全国25～34歳男子よりも21・5ポイントも低い。

図1－2は、今回の調査対象の患者世帯の年収分布である。驚くべき

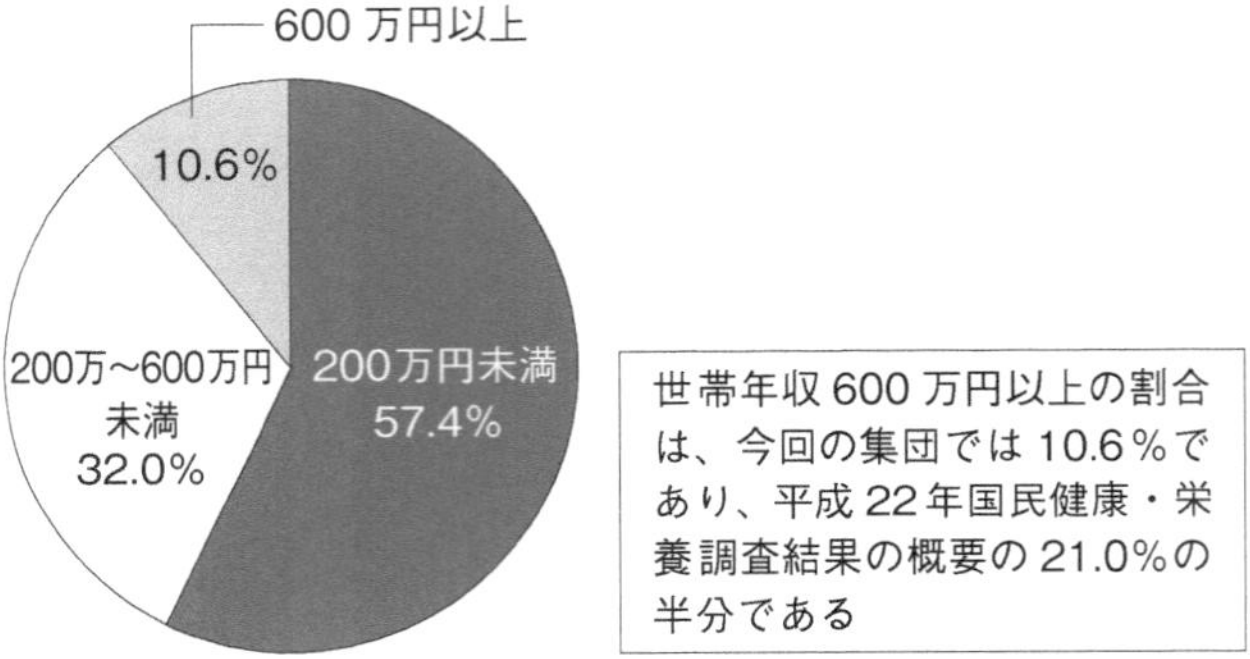
600 万円以上
10.6%
200万円未満
57.4%
200万～600万円
未満
32.0%
世帯年収 600 万円以上の割合は、今回の集団では 10.6%であり、平成 22 年国民健康・栄養調査結果の概要の 21.0%の半分である

**図1－2　調査対象の世帯年収の分布**

ことに年収２００万円未満が57・４％を占める。一方、世帯年収６００万円以上の割合に限っていえば、10・６％にすぎない。これは平成22年国民健康・栄養調査の世帯年収６００万円以上の半分である。直接の因果関係は定かではないものの、健康状態の悪化と雇用形態・所得には何らかの相関があると考えられる。

**世帯所得と健康に対する意識の関係**

最大の要因として疑われるのが、世帯所得による食生活や生活習慣の違いだ。厚生労働省の調査では、世帯の所得が低いほど米やパンなどの炭水化物の摂取量が増え、野菜や肉類の摂取量が減少することがわかっている。米飯やパン、インスタントラーメンなど穀物を主体とする食品は一般に安い商品が多く、それでいて満腹感を得やすい。これに対して、野菜・肉・魚介類などの生鮮食品は、穀類や加工食品に比べて価格が高いうえ、長期保存が難しい。

くわえて、生鮮食品の多くは調理が必要になる。非正規雇用者の多くは、長時間労働を強《し》いられ、食事の時間も不規則になりがちで、料理にかける時間の余裕もない。みゆきさんのように不規則な勤務形態だと、外食やコンビニ弁当などに頼りがちで、炭水化物の過剰摂取をおこしがちだ。

一方、健康に対する理解度（リテラシー）や関心の違いを指摘する声もある。図1－3は、調査対象となった患者さんの最終学歴の分布だ。患者に占める中卒者は全体の15・2%。日本人の高校進学率は96・7%だから、明らかに中卒の割合が高いことが分かる。

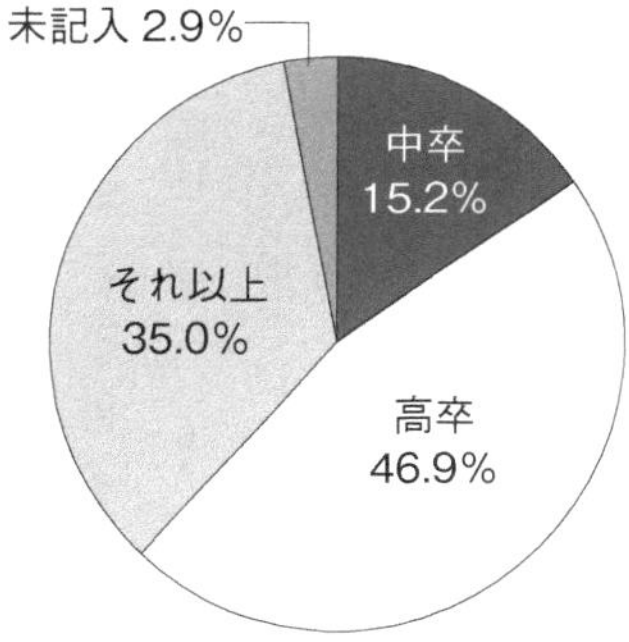


**図1－3　調査対象の最終学歴の分布**

所得が少なくとも、工夫次第で生鮮食品の摂取量を増やすことは可能だが、当事者に健康の維持管理には生鮮食品を適度に含んだバランスのよい食事が必要という知識がそもそもなければ、どうしても家計に優しい穀類や加工食品中心の食生活に偏りがちだ。

莇さんたちの調査によると、2型糖尿病の患者の

7割がＢＭＩ（体格指数＝Body mass index。身長の二乗に対する体重の比で体格を表す指数。25以上を肥満と判定する）30以上の高度な肥満状態にあり、4人に1人が2型糖尿病の合併症である網膜症を患い、6人に1人が同様に2型糖尿病の合併症である腎症を患っていた。

葝さんの初診時にすでに重症合併症を伴っていた20～30代の2型糖尿病患者の症例に共通する点は以下の3つだった。

①小児期～思春期からの肥満を背景とする糖尿病である。
②受診時にすでに重症の合併症をともなっている。
③学校卒業後、長期間非正規雇用に従事し、医療機関への受診がほとんどない。

葝さんは、単なる不摂生ではなく、雇用の不安定さなどから健康診断を受けづらくなっていることや、健康診断を受けても経済的な事情から通院できないことから、特定の病気を早期に発見して治療する検診そのものを受けたくないなど、複数の問題がかかわっていると考えている。

「通院することによって仕事を休むと、解雇されてしまうのではないかという不安があるでしょう。だから健康診断や検診を避けるようになってしまう。また多忙から、自炊する余裕もなく、自然と高血糖になるような食事にならざるをえないのかもしれません」

非正規雇用になると、健康面に配慮する余裕がなくなってしまうという声は、番組に出演してくれた複数の経験者からもあがった。

高血圧と痛風の持病を抱えているという50代男性からは、

「非正規だと昼夜も連続で働かざるをえないことがあるんです。しかもそれが何日も続くこともあります。そういう状態だと、いくら自炊して健康管理をしようとしても、家にすら帰れないから自炊そのものができない」

非正規雇用者として、工場勤務していた40代女性は、

「生活費を稼ぎたい、貯金もしたいということで、夜勤で長時間働きました。そのぶん、しっかり賃金をいただくことはできたんですけど、この2年間で体を壊してしまい腎臓病と脂質異常症（高脂血症）を患ってしまいました。何をやっているんだか、という感じです。働いている時間以外の時間が8時間しかないので、この間に睡眠と自炊をしなくてはいけない。そうなると、自炊を諦めて睡眠を優先するという生活になってしまうんです。で、起きるとさすがにお腹が空いてるので、どうしようかと考えるともう本当に家の近所の牛丼チェーン店に駆け込んで、かっこむと。そういう生活になってしまうんですよね」

と、苦しい胸の内を打ち明けてくれた。

**「健康診断」格差**

『下流老人』『貧困世代』の著者で、NPO法人ほっとプラスの代表理事を務める藤田《ふじた》孝典《たかのり》さんは、非正規雇用者の食生活について、こう証言する。

「非正規の方の食生活は、炭水化物を多くとる食事に偏りがちになります。米、小麦、じゃがいもの3点セット。安くて、こってり味で、すぐにお腹いっぱいになるものを好むようになります。激安の牛丼は最たるもので、こうした流れを加速したかもしれません。私のところに実際、相談にいらっしゃる人は、牛丼やラーメンが大好きな人が多い。最近、巷《ちまた》では糖質制限ダイエットが大流行していると言われますが、いわゆる〝下流〟の人たちにとっては、まったくもって縁のない話です。糖質の代わりに食べる野菜、魚、肉の値段が高くて、まず買えません。くわえて、若い人に多いのが精神疾患です。非正規労働で稼ごうとすると『長時間労働』にならざるを得ませんから、それが原因で、自律神経失調症やうつを発症する人が多い。栄養バランスと精神面が崩れたら、当然働くことすらできなくなってしまいます」

藤田さんの指摘通り、経済力の違いが生む「健康格差」は、糖尿病だけではない。低所得の人は、高所得の人に比べ、精神疾患で3・4倍、肥満や脳卒中でおよそ1・5倍発症のリスクが高いという研究もある。歯の本数が20本未満の人の割合も、低所得の人は、高所得者に比べて、男性で約3ポイント、女性で5ポイント高かった（厚生労働省：国民健康・栄養調査　2014）。

健康に暮らすために、懸命に働くことが、かえって就労不能なほどに健康を著しく損ねてしまう皮肉。これを食い止める受け皿としての健康診断も、実施状況が低いことや、行くべき人が行っていない実態も見えてくる。

企業は、正規雇用者に対しては、定期健康診断などを実施しているため、継続的に受診していれば、体の異状は早期発見できる。しかし、非正規雇用者に対しては、正規社員に比べると健康診断の体制は十分でない。厚労省の労働安全衛生調査（平成24年）によると、正社員がいる事業者のうち、正社員を対象にした定期健康診断を実施した事業所は93・5％もあるのに対して、一般社員の週所定労働時間の2分の1未満のパートタイム労働者を対象にした定期健康診断を実施した事業者は33・9％にとどまっている。派遣労働者にいたっては、実施率はわずかに27・0％にとどまっている。

**未婚者に迫る「健康格差」**

現役世代の「健康格差」を非正規雇用とは異なる角度から見ていくと、「未婚者」という日本が抱える静かで深刻になりつつある問題にもたどり着く。

近年、上昇の一途をたどっている日本人の未婚率。国立社会保障・人口問題研究所の推計では、50歳時点で一度も結婚していない「生涯未婚者」は2010年、男性で5人に1人、女性で10人に1人。この値は今後20年弱で、男性が3人に1人（29％）、女性は5人に1人（19・2％）に上昇する見通しだ。

そもそも結婚は、個人の意思決定に基づき自由に行われるものであり、選択の自由が保障されるべきものだ。しかしながら、近年、未婚者が既婚者に比べ、健康に大きな不安を抱えているといえる調査結果が出てきており、新たな社会問題に発展する恐れもある。見過ごせない問題として、触れておきたい。

統計学者の本川裕《ほんかわゆたか》さんが厚生労働省の人口動態統計（2014年）を基に、未婚者と既婚者（離婚や死別を含む）の死亡率を算出したところ、45～64歳の未婚男性は同世代の既婚者の2・2倍にのぼることがわかった。未婚女性の場合、既婚者との差はほとんどなかった。

また、別の調査では、既婚か未婚かで死亡リスクが大きく異なることもわかってきた。未婚男性を既婚男性と比べると、心筋梗塞による死亡が3・5倍、呼吸器系疾患によるものが2・4倍、自殺を含む外因死で2・2倍などと、さまざまな原因での死亡リスクが高かった。この調査でも、女性については未婚・既婚での差はなかったという。

原因はどこにあるのか。専門家は、そのひとつに未婚男性の食生活の乱れをあげる。未婚男性の多くが、朝食をとらない傾向にある。この習慣は血圧の急激な上昇を招き、脳卒中のリスクを高めるとされている。

また、栄養の偏った食事も原因とみている。食事は従来、手作りの家庭料理を自宅で食べる「内食」と、レストランや飲食店で料理を食べる「外食」に加え、その中間に位置する、外部の人手によって調理された惣菜やコンビニ弁当などの調理済み食品を自宅で食べる「中食」の3つに分類されるが、未婚男性は「外食」や「中食」になる傾向が強い。

2008年の厚生労働省の国民健康・栄養調査によると、ひとり暮らし世帯が惣菜や弁当などの「中食」を購入する割合は、二人以上世帯の2倍になっている。この調査に性別ごとのデータはないが、自炊の習慣のないことが多い男性は、より「中食」に手が伸びるであろうことは容易に想像できる。

前述のように女性の死亡率が未婚・既婚であまり変わらないのは、婚姻状況によって食習慣が大きく変わることが少ないからだ。一般的に女性は男性に比べ、生活全般において高い自己管理能力を有していると言われている。自炊や弁当の手作りをいとわない男性も近年は目立ってきているが、全体としてはまだまだ男性のほうが、独身生活は乱れがちである。

さらに、未婚者は精神面でも問題を抱えやすいという。自殺予防総合対策センターの統計では、未婚者の自殺率は既婚者の1・25倍。特に中高年の場合は、45〜55歳で2・1倍、55〜64歳では2・4倍にまで高まる。

自殺の予防に効果的なのは、何らかのコミュニティに属することだと一般的に言われている。職場、学校、地域など種類は問わないが、何か追い詰められたときに悩みを打ち明けられ、心の支えとなってくれる相手のいることが自殺を思いとどまらせる要因となる。

ところが、ここでも男性は不利だ。女性の場合は未婚のひとり暮らしでも、趣味サークルなどのコミュニティに参加している場合が多い。だが男性は、職場を除けば人との交際機会がほとんどないという人も珍しくない。コミュニティへの参加は、現役のうちは必要ないかもしれないが、問題なのは定年退職などのリタイア後だ。退職後は、一気に他人とのコミュニケーションが乏しくなって、暇を持て余し、孤独感はいやおうなく増す。

乱れた食生活になりがちな習慣と、孤独になりがちな時間が未婚者の健康を徐々に蝕み、寿命を縮めていく。「健康格差」は、未婚者にも確実に迫っている。

## 2　高齢者に迫る危機

### 静かな病気「骨粗しょう症」

続いては、高齢者を蝕む「健康格差」を見ていく。

高齢者の「健康格差」は、そのまま寿命に直結することから看過できない問題だ。一体、どんなことが現場で起きているのか。

番組で取材したのは、埼玉県で暮らしている栗原《くりばら》さん（71歳）だ。栗原さんは未婚のひとり暮らしで、親族とも音信不通の状態が10年以上も続いている。これまで、工場勤めや洋品店の販売員など10回近く転職を重ねてきた栗原さんが、最も長い期間勤めることができたのは、建設現場での仕事だった。個人事業主の立場で仕事を請け負う雇用形態とのことだったが、収入は不安定で貯金をする余裕はなく、年金の保険料納付も滞《とどこお》るほどだった。当時の年収は180万円ほど。食事は1日2食で、おかずは缶詰だけのときもあり、野菜は週に2〜3度程度しかとれなかった。

こうした経済的には決して楽ではなかった栗原さんの体を蝕んでいたのが、骨粗しょう症だった。骨粗しょう症は、骨の強度が低下し骨折しやすくなる症状だが、目立った自覚

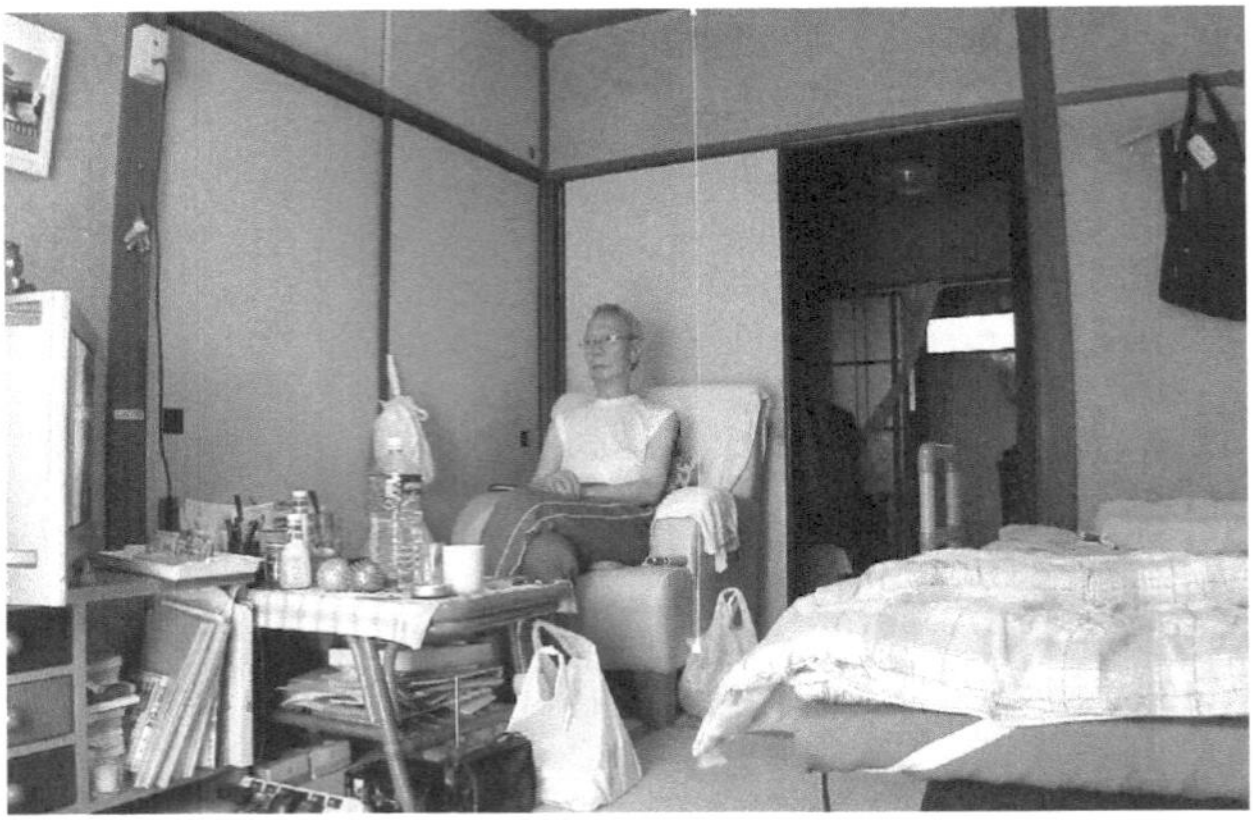

**骨粗しょう症で自宅に閉じこもりがちな栗原さん**

症状がなく、深く静かに進行していくため「静かな病気」と言われ、本人が気づきにくいことが多い。

そんな骨粗しょう症の影響が形に出てしまったのが60歳の時だった。自宅を引越する作業中、転倒してしまった栗原さんは、腰を強く打ち、歩けないほどの痛みに襲われる。救急車で病院に運ばれると、医師からは「圧迫骨折」の診断を言い渡された。以来、痛み止めの薬を飲み続ける生活を余儀なくされ、栗原さんは、働くことさえできなくなってしまう。

次第に収入が途絶え、無貯金状態に陥った栗原さんは現在、やむなく生活保護を受給する日々を送っている。骨折の痛みから外出することもままならず、閉じこもりがちになり、一日の大半を6畳ほどのアパートで過ごしている。

栗原さんの主治医である増山由紀子《ましやまゆきこ》さんは、骨粗しょう症の主な原因は、栗原さんの食生活にあると考えている。

「毎月一定の家計の中で生活するとなると、食費を削ることになりがちです。そうすると、安いものでカロリーの高いものを優先しようして炭水化物中心になり、カルシウムとかビタミンとかが足りなくなります。もし、ご家族がいれば、栄養面のバランスも配慮してくれるのでしょうが、おひとりの生活だとなかなかそこまで気が回らなかったのでしょう」

## 「ひとり暮らし高齢者」の実態

栗原さんのような高齢者における「健康格差」を加速する要因のひとつに、閉じこもりや孤立がある。特に、ひとり暮らしの高齢者は、転倒からの骨折や精神疾患がきっかけで閉じこもりになるなどのケースが見られる。一度、閉じこもってしまうと、情報が極端に少なくなり賢明な判断ができなくなったり、誰かに助けを求めることができなくなったりする。こうした周囲とのつながりがない中で、自らの体に異変や病気が起きたとしてもひとりで抱えてしまい、最悪の場合、いきなり救急車で運ばれるほど重症になるまで悪化させてしまうケースも珍しくない。

前出の藤田孝典さんは、こう証言する。

「高齢者の方の生活支援の相談を受けるときには、まず相談にくる人の歯を見るようにしています。歯を見れば、その人が置かれている状況が一目で分かるからです。歯がない人は、治療に行く時間やお金がない状態で生活しているのではないかとか、歯がないと認知症のリスクが高くなるとも言われていますから、そういった面は大丈夫なのかとかお聞きすることができるんですね。ですので、歯がなくて咀嚼《そしやく》できない高齢者は要注意だということです」

また前出の増山由紀子さんは、高齢者になると、恥の意識などが働き、誰かに助けてほしいという声を上げにくくなることも「健康格差」の発見を遅くし、手遅れになることもあると指摘する。

「地域で見守りをする人とか、民生委員だったり、近所の人から『心配だ』という情報が、地域包括支援センターに伝わると、そこから病院や診療所につながるので診断できるのですが、ひとり暮らしの高齢者の方は、なかなか自分からは動けない。で、急に生活機能が変化した時にようやく動き出すということになります。ですから、あらかじめ病気に早く気づくっていうのが難しくなってるかなと。一度、地域包括センターにつながれば、そこから介護のケアともつながり、行政の福祉サービスともつながっていきます。つながりができてくると、少しずつ状況を変えていくことができるので、なんとかしたいところです」

総務省の国勢調査によれば、2015年現在、全国でひとり暮らし（単身世帯）の人は、1842万人。これは国民の7人に1人にあたる数字だが、中でも近年とりわけ増えているのが中年層や高齢者のひとり暮らしだ。

例えば、1985年に50代男性に占めるひとり暮らしの世帯の割合は5％だったが、2015年には18％と3倍強に増えた。50代男性の5人に1人弱がひとり暮らしということになる。また、女性では80歳以上に単身世帯が増えている。1985年は9％だったが、2015年には26％に上昇。80歳以上の女性の4人に1人がひとり暮らしになっている。中年層でひとり暮らしが増加するのは、未婚化が増えていることが最大の要因とされ、一方高齢者では子どもと同居しなくなった影響が大きいとされている。

老後を家族に頼ることが難しくなる中で「健康格差」に陥れば、即医療、福祉の問題へと発展し、最悪の場合は、命の問題に直結する可能性も孕《はら》んでいる。今後も、ひとり暮らしの高齢者が増えることが予想されており、高齢者における「健康格差」は「命」の格差になりうることをしっかりと認識しておかなければならない。

## 世界一の超高齢社会・日本

世界トップクラスの長寿国である日本。人々が長生きを享受できる社会は望ましいことだが、それは同時に、世界で例を見ない「超高齢社会」を意味する。今や日本人の4人に1人が「65歳以上」の高齢者。人口減少と高齢化が同時進行する中で高齢者の「健康格差」問題を読み解くために、その背景にある「介護」と「認知症」の問題について考えていきたい。

そもそも、日本の高齢化の何が問題なのか。それを丁寧に分析してみると、日本は平均寿命、高齢者数、高齢化のスピードという3点で、世界各国がまだ経験したことのない高齢社会へと歩んでいることがわかる。

まず平均寿命だ。厚労省作成の「簡易生命表」によれば、日本人男性の平均寿命は2013年で80・21歳と前年を0・27歳上回り、初めて80歳を超えた。これは香港（80・87歳）、アイスランド（80・5歳）、スイス（80・5歳）に次ぐ世界4位で、前年より順位を一つ上げた。

女性の平均寿命も前年より0・2歳延びて86・61歳となり過去最高を更新。2年連続の「世界一」となった。日本に続くのは、香港（86・57歳）、スペイン（85・13歳）、フランス（85・0歳）、スイス（84・7歳）などだ。平均寿命がさらに延びた背景には、各年齢でがんや心疾患、脳血管疾患、肺炎などの死亡状況が改善したことが挙げられる。

ＷＨＯによれば、人口の高齢化は世界的潮流で、２０１２年の世界平均寿命は、女性72・7歳、男性68・1歳で、１９９０年時点より６歳も長くなっており、高齢化は世界共通の課題ではあるが、とりわけ日本の平均寿命は、ＷＨＯ加盟国の中で突出しており、「世界一の長寿国」とされる所以《ゆえん》となっている。

次に高齢者の数を見て行きたい。内閣府がまとめた２０１７年版「高齢社会白書」によると、65歳以上の高齢者人口は２０１６年に３４５９万人となり、前年より67万人増えた。日本の総人口（1億2693万人）に占める65歳以上の高齢者割合（高齢化率）も27・3％と前年より０・６ポイント上昇し、過去最高を更新した。

男女別では、65歳以上の男性が１５００万人、女性が１９５９万人。また75歳以上の人口は１６９１万人で、総人口に占める割合は13・3％。つまり、８人に１人が75歳以上の後期高齢者という状況である（図１－４）。

最後に、高齢化率を整理したい。すでに、日本の高齢化率は、他の国々が到達していない水準にあるが、これまでの高齢化のスピードが速いのが大きな特徴だ。一般に、65歳以上の人口が７％になると「高齢化社会」と位置付けられ、14％に達すると「高齢社会」と呼ばれる。日本はこの高齢化社会から高齢社会に至る期間が１９７０年から１９９４年ま

単位：万人（人口）、%（構成比）

| | | 総数 | 男 | 女 |
|---|---|---|---|---|
| 人口（万人） | 総人口 | 12,693 | 6,177<br>（性比） 94.8 | 6,517 |
| | 高齢者人口（65歳以上） | 3,459 | 1,500<br>（性比） 76.6 | 1,959 |
| | 65〜74歳人口 | 1,768 | 842<br>（性比） 91.0 | 926 |
| | 75歳以上人口 | 1,691 | 658<br>（性比） 63.6 | 1,033 |
| | 生産年齢人口（15〜64歳） | 7,656 | 3,869<br>（性比） 102.1 | 3,788 |
| | 年少人口（0〜14歳） | 1,578 | 808<br>（性比） 104.9 | 770 |
| 構成比 | 総人口 | 100.0 | 100.0 | 100.0 |
| | 高齢者人口（高齢化率） | 27.3 | 24.3 | 30.1 |
| | 65〜74歳人口 | 13.9 | 13.6 | 14.2 |
| | 75歳以上人口 | 13.3 | 10.6 | 15.9 |
| | 生産年齢人口 | 60.3 | 62.6 | 58.1 |
| | 年少人口 | 12.4 | 13.1 | 11.8 |

資料：総務省「人口推計」平成28年10月1日（確定値）
（注）「性比」は、女性人口100人に対する男性人口

**図1－4　日本の高齢者の人口比**

での24年間だった。欧州で最も高齢化が速いドイツでも、１９３０年から１９７２年まで42年かかっている。フランスでは１８６５年に７％に達した後、14％になったのは１１４年後の１９７９年といわれる。さらに２００７年には高齢者の人口比が21％を突破した日本。21％を超えると「超高齢社会」と呼ばれることから、日本は世界一の超高齢社会を迎えたということになる。

国立社会保障・人口問題研究所の「日本の将来推計人口（２０１７年推計）」によると、高齢者人口は今後も増え、２０４２年に３９３５万人でピークを迎える。その後は減少に転じるが、高齢化率は上昇する。その結果、２０６０年に

は高齢化率が38・1％に達し、2・6人に1人が65歳以上となる。75歳以上も総人口の26・9％となり、3・7人に1人が75歳以上となる（図1－5）。2060年時点での平均寿命は、男性84・95歳、女性91・35歳になるとの予測だ。

こうしたなか、国や地方自治体は、高齢者の平均寿命を延ばす方策から、生涯のうちで病気や障害がなく過ごせる期間を意味する「健康寿命」を延ばす方策に転換している。

人生の最後をいかに過ごすかは、人間にとって極めて重要な意味を持つ。平均寿命も重要な数値だが、高齢者が自立して生活できる「健康寿命」の延長が重要な位置付けになってきているのだ。

| | | |
|---|---|---|
| 平成 27（2015）年 | 3,387 万人 | 26.6% |
| 平成 52（2040）年 | 3,921 万人 | 35.3% |
| 平成 72（2060）年 | 3,540 万人 | 38.1% |
| 平成 77（2065）年 | 3,381 万人 | 38.4% |

図1－5　高齢者の将来推計人口

## 介護の危機が目前に迫っている

自立して生活できる「健康寿命」を延ばす一方で、避けがたい問題となってのしかかってくるのが、介護の問題だ。健康を失い、死に至るまでの終末期を決定的に左右するのが「介護の質」。それが大きく揺らぎ始めている。

日本には介護保険制度があり、手厚いとは言えないまでも一定の質が担保されてきた。ところが、この介護保険制度がいま大きな曲がり角に差しかかっている。介護保険会計の急速な悪化により、介護サービスの水準がどんどん切り下げられ、十分な収入がない高齢者が極めて質の低い介護しか受けられない状況が生まれつつあるのだ。

いま日本の介護現場は危機的な状況に陥っている。健康な間はわずかな年金でやりくりをしていた高齢者が、健康を害して介護が必要になった途端に生活が立ち行かなくなってしまう事例が急増している。なぜこんな事態に陥ってしまったのか。

2000年、それまで家族が支えていた介護を、社会全体で支えようと始まったのが介護保険制度だ。介護がどれくらい必要かに応じて7段階に分けられ、それぞれに適したサービスを組み合わせて利用する。利用者の自己負担は原則1割だが、残りの費用は40歳以上が支払う保険料や税金で賄《まかな》われている。問題はその費用の推移だ。制度が始まった当初、介護保険で使われる費用は年間3・6兆円だったが、今や10兆円にまで膨れ上がってしまったのだ。団塊の世代が全員75歳以上になる2025年には、21兆円にまで膨れ上がると推計されている。国の財政が厳しい中、このままでは介護保険制度そのものが立ち行かなくなるおそれがある。国はその増え続けている介護費用を抑えるため、2015年に大きく舵《かじ》を切った。

まず、一定以上の収入がある人は、介護サービスを受ける際の自己負担が引き上げられることになった。前述したようにこれまでは自己負担の割合は、原則1割。それが、2015年8月から年金の収入がひとり暮らしで年間280万円以上、2人以上の世帯では346万円以上の場合は、原則2割負担になったのだ。

## 特養ホーム入所のハードルが上がった

国が介護費用を抑えるため、2015年に行った制度改革は自己負担の引き上げだけではない。公的な介護サービスを縮小するさまざまな政策が打ち出されたのだ。たとえば、2013年には全国で52万人が入所を希望して待機していた特別養護老人ホーム。これまで要介護1から5までの人が入ることができたが、2015年から原則として要介護3以上でないと入れなくなった。より要介護度が重い人に重点的にサービスを提供しようという国の方針によるものだ。それによって、要介護度が軽い人は、今まで通りの介護は受けられないかもしれないという。

2015年の制度改革の余波は、要介護度が軽い人が多く通うデイサービスにも及んでいる。今回の制度改革では、要介護度が低い利用者については、介護報酬が特に大きく引き下げられた。デイサービスは小規模の事業者が多いため、介護報酬の大幅な引き下げは経営に深刻なダメージを与え、全国各地で介護事業所の閉鎖や倒産が相次いだ。

番組が取材したあるデイサービス事業所では、人件費を抑えるために9人いる職員全員のボーナスをカットしたという。これまで通りのサービスを続けられるか、経営者は不安を感じていた。専門家は、「いろいろと経費を削減すれば乗り切れるのではないかとか、そんなレベルの問題ではありません。普通で言えば、サービスの質を低下させないと経営が維持できない状況」という。

介護保険の見直しは始まったばかりで、今後も利用者の自己負担はさらに高まり、介護報酬も減額されていく可能性が高い。平成28年度の国の予算で、国が負担する介護費用はおよそ2・9兆円。医療や年金と合わせた社会保障費はおよそ32兆円と、国の予算全体の3分の1近くを占め、国の財政を圧迫している。高齢者の増加や家族形態の変化により、公的な介護サービスを必要とする人口は年々増え続けている。今まで通りの規模で公的な介護サービスを実施し続けることは難しいのが現状だ。

このままでいったら、後期高齢者の数が2200万人ちかくに膨れ上がる2025年にはどうなってしまうのか。社会保障が専門で、介護の政策提言を行う淑徳大学教授の結城《ゆうき》康博《やすひろ》さんはこう予想する。

「公的な介護サービスがどんどん縮小すると、結局は貧困ビジネスとか、貧困ビジネス的な無届けの介護事業所とか、公的でないサービスを使わざるを得なくなります。そうすると、人権とかを無視されたような高齢者が増えてくると思うんですね。お金を持っている人はそれなりの介護を受けられるかもしれない。でもお金がない人は非常に貧しい介護生活をおくるというように、格差が拡大していくでしょう」

## 介護にかける費用「8万円の壁」

所得格差によって生まれる「介護格差」はすでに深刻なレベルに達している。典型的なのが、特別養護老人ホームなどに入所できなかった高齢者のその後だ。

特別養護老人ホームに入所できない高齢者の主な受け皿となっているのが、一般的な有料老人ホームだ。有料老人ホームは入居一時金がかかる所がほとんどで、1ヵ月にかかる費用の平均は、地域差があるものの約20〜25万円といわれている。この価格設定では、たとえ20万円近い年金収入がある家庭であっても、毎月赤字になってしまう。ある程度の貯蓄があれば切り崩して生活できないこともないが、貯蓄が十分に無い人も多い。そうした人が自宅で介護しきれない状態になった場合、どうしても公的な介護施設に入所したいが、できない高齢者が出てきてしまう。

そこでやむを得ず選択されるのが、無届けの老人ホームだ。無届けの老人ホームとは自治体に届け出をせずに経営している介護施設のことで、自治体の定める基準を満たしていない施設のことをいう。入居一時金は無料か低額で、1ヵ月にかかる費用の平均は11〜12万円程度（生活保護で払える限度）だといわれている。

無届けの介護事業所は、経営者の方針によって質に大きな差があるのが実情だ。中には良心的で、低料金ながらきちんと介護をしてくれる事業所もあるかもしれない。しかし無届けの介護事業所は、貧困ビジネスと呼ばれる悪質な組織であることが少なくない。入所者の手足を縛るなどの身体拘束を行い、新聞やテレビで虐待報道が出て問題になった事業所もある。2014年11月9日の朝日新聞朝刊で報じられた無届け有料老人ホームでは、ベッドに利用者の手足を縛りつけるなどして拘束したり、自由に動き回れないよう部屋のドアに施錠して閉じ込めるなどの虐待が行われていた。

貧困ビジネスに相当する無届けの老人ホームの多くは、居住スペースがベニヤ板で区切られていたり、食事はレトルトのカレーやコロッケなど出来合いの惣菜を当てがわれたりする。夜間のオムツ交換もなく、職員は無資格者であるため、介護のレベルも低い。健康で文化的な生活とは程遠く、そんな施設に高齢者が住み続けると、いずれ健康を壊すことが容易に想像できる。

国から認可されている民間の有料老人ホームに払う費用が捻出できる家庭は、基準を満たした施設で適切な介護を受けられる。しかしそれができない家庭は、場合によっては貧困ビジネスの世話になることもあり得るのだ。認可されている有料老人ホームの平均費用と、無届けの老人ホームの平均費用の間には、月約8万円の隔たりが存在する。この8万円が介護格差に直結し、老年期の「健康格差」となって我々に押し寄せてくるのである。

## 人材不足と地域格差

一方、介護業界には、それ以外にも深刻な問題がある。介護業界の人材が不足していることだ。たとえベッドに空きがあっても、介護職員の数が足りなくて新たな入所者を受け入れることができない施設もある。

岐阜県にある特別養護老人ホームでは、現在79人が入所し、更に210人が入所を希望し、待機している状態だ。そのため昨年、新たに増築してベッドの数を増やした。ところが、増築部分のベッドは全て空いたままになっている。施設長に事情を聞くと、人手が足りないため、これ以上入所者を受け入れることができないのだという。

こうした介護業界の人材不足の大きな理由のひとつが、賃金だ。厚生労働省が2015年に実施した賃金構造基本統計調査によると、介護職員の平均月収はおよそ22万円。この数字は全産業の平均月収と比べ、10万円以上も低い金額だった。それに加え、介護の現場は夜勤も多く、不規則で重労働である。

こうした原因により介護職員の離職率は16・7％と、以前よりは改善されたものの、高どまりしたままだ。実は、日本にはヘルパーなど介護の基礎的な資格を持つ人が380万人以上いると言われているが、実際に介護の現場で働いているのは177万人に留まっている。厚生労働省の調べでは、このままだと2025年にはおよそ38万人も介護人材が不足するという試算だ。これでは介護難民は増える一方になると予想される。

東洋大学准教授の高野《たかの》龍昭《たつあき》さんは、介護をとりまく地域格差が問題を複雑にしていると指摘する。

「私が気になっているのは後期高齢者の増え方が地域によって違うことです。当然、地域によって起こる問題が違うので、対処策を変えていかなければならない。具体的には東京とか埼玉、千葉、神奈川や大阪などの都市部には、後期高齢者の数が2025年には2倍以上、2030年には3倍近くになる自治体があるんですね。そうすると介護サービスが全然足りなくて、施設不足や介護人員不足による介護難民が出てきます。ただその一方で、もともと高齢化が進んでいた島根とか山形とかでは、これから後期高齢者があまり増えないんです。増えないどころか、市町村単位で見たらすでに減り始めていたり、2030年には半減すると推計されている自治体もある。後期高齢者が減るということは

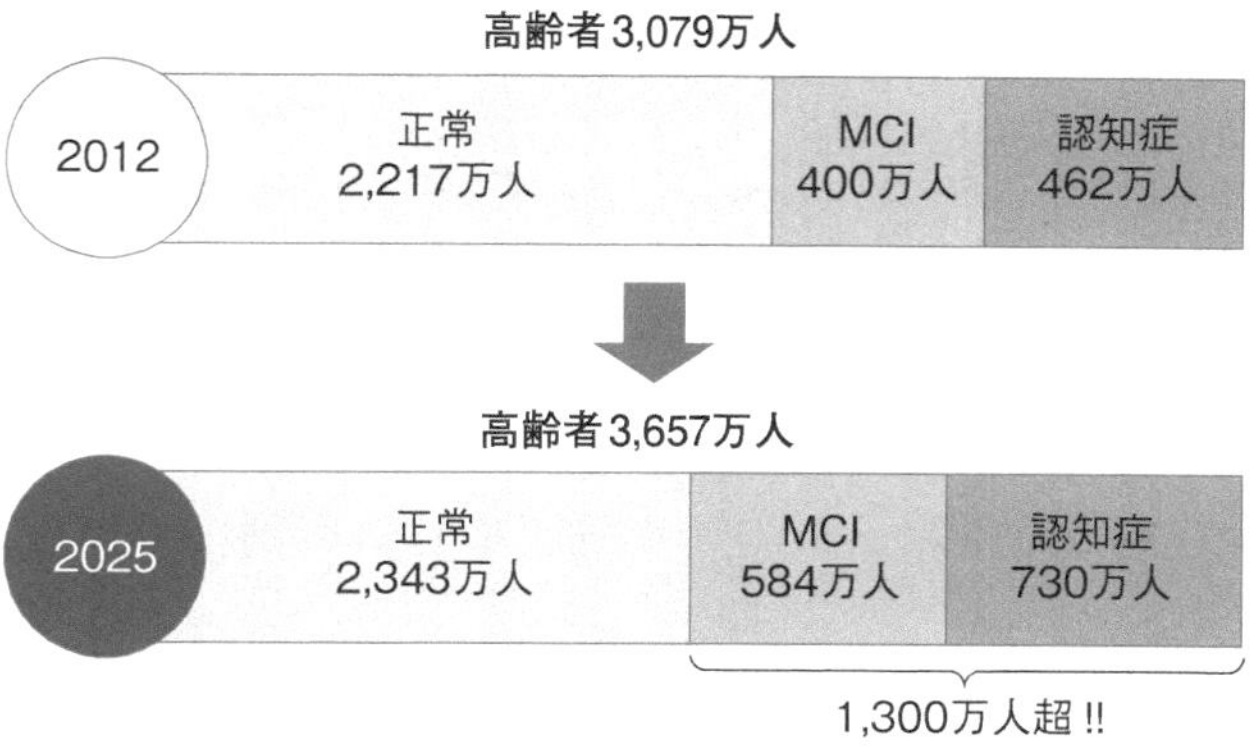


※2025年のMCIの人数については、2012年時点で認知症の人数の8割がMCIの人数であることから、2025年も同じ割合を仮定した場合をNHKスペシャル取材班が試算した。

**図1－6　認知症の人の人口推計**

介護サービスの利用者、すなわちお客さんが減ってしまいますから、そういうところでは、今ある介護サービス事業所の経営が成り立たなくなるということも考えられます」

## 認知症社会の到来

もうひとつ将来の「介護格差」を考えるうえで見過ごせない重大な問題がある。高齢化の急速な進展に伴う認知症の人の急増だ。

厚生労働省の調査によると、認知症高齢者の割合は年々増え続けている。その数は２０１２年に４６２万人とされているが２０２５年には７３０万人にまで増えると推計されている（図1－6参照）。

さらに取材班が、医療関係者や専門家に聞き取り調査を行ったところ、この試算はまだ控え目なほうで、認知症の予備群といわれる「軽度認知障害（MCI＝mild cognitive impairment）」になる人の数を加えると、2025年には1300万人が認知症ならびに認知症予備群に該当するという試算が出た。これは国民の9人に1人、65歳以上に限れば、実に3人に1人の割合だ。

1300万人と言えば、2016年時点の東京都の人口1362万人に匹敵する。これからわずか8年後に、首都東京に住む人々と同じ数の認知症とその予備群の人が日本で生活することになる。

こうした社会の到来を前に、認知症と診断されることが、絶望ではなく希望になるような社会にしていく必要がある。いわば認知症に対する社会の考え方そのものを転換しようというものだ。いま、「早期発見」が「早期絶望」につながっているという実態がある。認知症＝何もわからなくなる、認知症＝人生の終わり、といった決まり切ったイメージが世の中にあふれ、そのために、その後の人生に生きる希望を見出せないというのだ。

認知症＝何もわからなくなる、認知症＝人生の終わり、という見方からいくと、周囲の負担が大きくなる、介護が大変、というとらえ方しかできなくなる。つまり、認知症の人が支えられる一方の存在だと見る限り、介護の人材不足といった問題ばかりが取り沙汰されてしまうことになるのだ。

しかし現実には、認知症があっても、普段と同じように暮らしている人や、働き続けている人もいる。行きたい場所があったり、得意なことがあったり、毎日を楽しくいい時間にしていこうと意志を持って生きている人がいる。そうした認知症の人の意志を無視し、「問題行動だ」「介護が大変だ」と見られてしまっていることが少なくない。いわば、認知症＝介護が大変というイメージは、社会がつくっているとも言える。

これからは、本人が「与えられる医療や介護」から、自分たちが「こう社会と関わりたい」という意志を発信し、自らつくっていく、そんな社会にしていくことが必要になってくる。具体的には、認知症の人と一緒に町をよく見て、一緒に何ができるか考えていく。そして、周囲がそれをサポートする。たとえば、ひとり暮らしの認知症の人がいるならば、コンビニや宅配の人が気づいて見守ったり、本人が同意すれば役所に連絡を入れるなど、一人一人が、無理のない範囲内で気づいたことをやるといった認知症の人への関わり方を社会の「標準装備」にしていくことが必要だ。

高齢者に対する「健康格差」を少しでもなくしていくためには法制度だけでなく、社会のあり方そのものも転換していくことが求められている。

## 3　子どもに迫る危機

### 子どもの貧困

最後は、日本の未来を担う子どもたちに及ぶ「健康格差」の実態を見ていく。

子どもの「健康格差」は、その家庭の所得状況に連鎖していくことが、私たちの取材で明らかになってきた。すなわち「子どもの貧困」問題と子どもの「健康格差」問題は、密接に関わっているということだ。

### 子どもの栄養状態と「肥満」

厚生労働省の乳幼児栄養調査によると、経済的にゆとりがない家庭では、ゆとりがある家庭に比べ、お菓子やインスタントラーメン、カップ麺がより多く食べられ、魚、大豆製品、野菜、果物はあまり食べられていないことがわかった（図1－7参照）。

たとえば、経済的に「ゆとりがある」と「ややゆとりがある」と回答したグループ（全体の29・3％）の家庭の子どもの49・5％が魚を週4日以上食べていたのに対して、「あまりゆとりがない」「まったくゆとりがない」と回答した家庭の子どもは34・7％で、15ポ

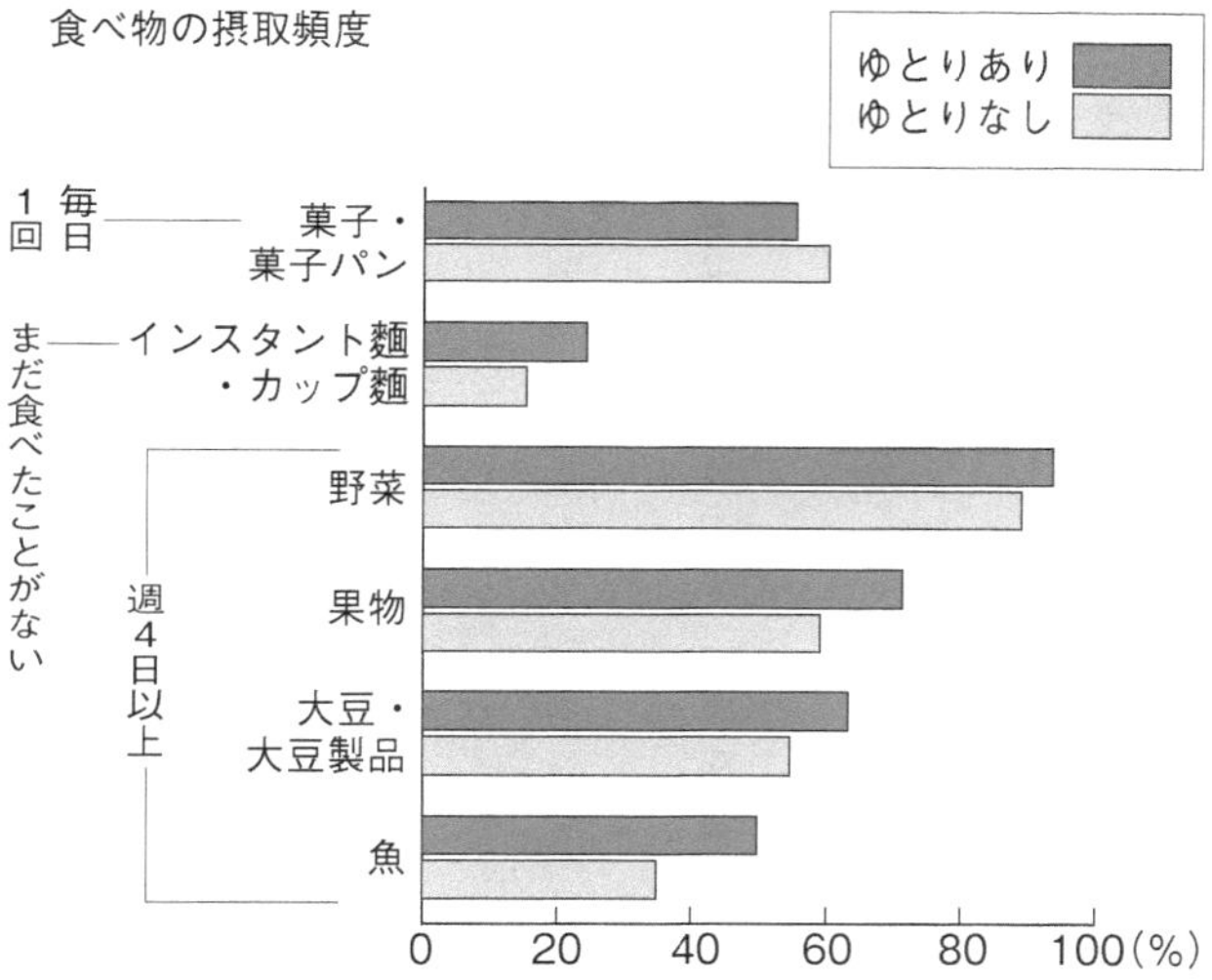


**図1－7　世帯年収と野菜や肉類の摂取量**
（「乳幼児栄養調査」厚生労働省 2015）

イントも低かった。一方、菓子や菓子パンを毎日食べる子は、生活にゆとりがないグループに多く、インスタント麺・カップ麺をまだ食べたことがないと回答したのは、生活にゆとりがあるグループに多かった。

またある研究では、生活にゆとりのない家庭の子どもは、肥満率が高い、虫歯の数が多い、運動習慣がないといったことが明らかになっている。

いわゆる貧困家庭の子どもと聞くと、真っ先に痩《や》せているのではないかと連想しがちだが、むしろ太る傾向が強いと管理栄養士の佐々木《ささき》由樹《ゆき》さんも指摘する。

「年収300万円以下が多いとされ

る、ひとり親の家庭でよく見られます。お金に余裕がなくても、しっかりと食べさせたいという親の心理が働くのでしょうか。『食事の量が少ないのはかわいそうだ』と、高カロリーの食事をさせようとするため、子どもが太りがちなんです」

肥満した子どもは、一見すると栄養状態が良好とされがちだが、実際には食の質に問題を抱えている場合が多いことがわかる。1日3食のうち、公立の小中学校であれば、1食は学校給食がまかなっているため、3食すべてに事欠くような状況にある家庭は少ないとされる中、残り2食で何を食べているかが重要になってくる。そこで、幼年時代から高カロリー食に慣れてしまうと、肥満をきっかけに、生活習慣病を発症するリスクも高くなってしまう。

こうした子どもの貧困と「健康格差」の深刻さは国も認識しており、さまざまな対策に取り組んでいる。

子どもの「健康格差」を是正する具体的な対策として注目されるのが「こども食堂」だ。「こども食堂」とは、経済的な理由から、家で満足な食事をとれない子どもに温かい食事を提供することを目的に作られたボランティア事業だ。こうした施設を利用すれば、子どもたちは無料もしくは1食数百円程度の負担で栄養バランスがとれた食事をとることができる。また多くの施設では保護者も格安の料金で食事をとれる。

貧困家庭の中には、親の仕事の都合で、子どもがひとりだけで食事をとるケースも多い。栄養面に配慮した食事を作り置きできる余裕が親にはないので、どうしてもカップ麺や食パンなどのお手軽な食事に頼りがちだ。「こども食堂」では、子どもが抵抗なくひとりでも入れる雰囲気作りを行い、栄養面に配慮した手作りメニューを用意しているところもある。栄養満点の温かいごはんをつくって待っているのは、近所の住民たち。そのため、食事だけではなく、防災や防犯といった、いざというときの地域のセーフティーネットとしても機能することを目指している。

社会運動のトレンドになりつつある「こども食堂」だが、課題もある。運営の仕方や手法をひとたび間違えると、利用する子どもに施しを受けているような感情を抱かせる危険性があるためだ。大人たちが善意で行ったことが結果的に「あの家庭は、『こども食堂』に行っている家庭だ」と、子どもの心を傷つける恐れがある。そのため、運営団体の多くは利用者の資格をあえて限定せず、貧困家庭以外の家庭の子どもや親でも利用できるようにするなど、地域に根付かせる配慮をしている。

## 日本の子どもの6人に1人は貧困

「健康格差」をきっかけに、子どもの貧困について調べると、驚くべきことに、日本の子どもの貧困は世界の先進国で最悪レベルにあることがわかる。子どもの貧困のひとつの指標として、「子どもの相対的貧困率」がある。国民の年間所得を多い順に並べて真ん中の数値の半分＝122万円に満たない世帯で暮らす17歳以下の子どもの割合をさす。親子2人世帯の場合は月額14万円以下（公的給付含む）の所得しかない家庭だ。子どもの貧困率は、1980年代から右肩上がりに上昇しており、2012年時点で16・3％に達した。実に6人に1人の子どもが貧困状態にある。

これはOECD加盟35ヵ国中11番目に高く、OECD平均を上回っている。子どもがいる現役世帯のうち大人が1人の世帯（要はシングルマザーあるいはシングルファーザー）の相対的貧困率はOECD加盟国中最も高い。

子どもの貧困を放置すれば、国家に経済的ダメージを与える危険がある。貧困家庭の子どもは、食事、学習、進学などの面で一般家庭に比べて不利な状況に置かれるため、将来も貧困から抜け出せない傾向が強い。

シンクタンク「日本財団」の推計によると、貧困状態にある子どもに教育などの支援を行わなかった場合、個人の所得が減る一方で、国の財政負担が増えることから、経済や国の財政に与えるマイナスの影響＝「社会的損失」は、15歳の子ども全体の場合、40兆円にのぼることが初めて明らかになった。進学率の低迷、生活保護や社会保障費の増加など、社会全体のリスクとして捉えるべきと専門家も指摘している。

「子どもの貧困」は、経済上などの理由から生活が困難になっている世帯のことをさすが、一見するとその状態が把握しにくいことから「見えない貧困」と言われ、実態が正しく認識されづらい状況にある。その理由として、ファストファッションや格安スマホなど物質的な豊かさによってその実情が粉飾されてしまうことや、高校生のアルバイトなど子どもたち自身が家計の支え手になっていること、また、本人が貧困を隠すことから、教師や周囲の大人が気づきにくいことなどが挙げられる。

こうした「見えない貧困」を可視化するための手段として紹介したいのが、今年3月、東京都大田区が、首都大学東京教授であり子ども・若者貧困研究センター長も務める阿部《あべ》彩《あや》さんの監修のもと実施した「大田区子どもの生活実態に関するアンケート調査報告書」だ。調査は、区内の公立小学校（59校）に在籍するすべての小学5年生とその保護者が対象で、保護者から見た子どもの状況の把握のみならず、子ども自身が感じる生活実態を把握することが重要との視点から、子ども自身も調査に参加している点が特徴だ。図1－8は、大田区による「生活困難層」の定義である。

この定義によれば、大田区の子どもの21・0％が「生活困難層」であり、約5人に1人が貧困状態にあることになる。

### 大田区が定義する「生活困難層」

●「衣・食・住」の基本的な生活の場面で課題が生じている家庭
●経済的な理由で子どもに関する消費や外出・体験等の機会が限られている家庭
●以下の3つの要素のうちいずれか1つ以上に該当する家庭

**要素1** 家庭からみた生活の困難

以下の7項目に関して、過去1年間に買えなかった経験、支払えなかった経験が1つ以上あると回答した世帯
1. 食料　2. 衣類　3. 電話料金　4. 電気料金　5. ガス料金
6. 水道料金　7. 家賃
※1. 食料　2. 衣類は「よくあった」「ときどきあった」のいずれかの場合

**要素2** 子どもからみた生活の困難

以下の子どもとの経験や消費行動、所有物に関する14項目に関して、経済的な理由で与えられていないとする項目が3つ以上あると回答した世帯
1. 海水浴に行く　2. 博物館・科学館・美術館などに行く
3. キャンプやバーベーキューに行く　4. スポーツ観戦や劇場に行く　5. 毎月お小遣いを渡す　6. 毎年新しい洋服・靴を買う
7. 習い事（音楽・スポーツ・習字等）に通わせる　8. 学習塾に通わせる
9. 1年に1回程度家族旅行に行く　10. クリスマスのプレゼントをあげる
11. 正月のお年玉をあげる　12. 子どもの年齢に合った本がある
13. 子ども用のスポーツ用品・おもちゃがある
14. 子どもが自宅で宿題をすることができる場所がある

**要素3** 世帯収入からみた困難

公的年金や社会保障給付を含めた世帯の総収入に関して、世帯人数をふまえて算出した額が一定水準未満※とみなされる世帯

※一定水準未満は、厚生労働省「平成27年国民生活基礎調査」（所得は26年値）の所得金額の中央値を平均世帯人数で除した値の50％である等価世帯所得135.3万円未満を採用。なお、個々のサンプルで等価可処分所得を計算し、中央値の50%として求める貧困線の基準とは完全に一致しない点に留意。

**図1－8　大田区の「生活困難層」の定義**

大田区は、東京23区一の面積を誇り、区内に東京国際空港（羽田空港）やトラックターミナル、コンテナ埠頭、大田市場などといった大規模施設を軸に、中小工場を擁する「ものづくり」の街である。その一方、高級住宅街と呼ばれる田園調布や雪谷、久が原といった緑あふれる住宅地や多摩川河川敷など、住宅環境も充実した自治体である。

こうした産業にも住宅にも恵まれた大田区でも「子どもの貧困」状態が、まるで当たり前のように横たわっている現実は、「子どもの貧困」がある特定の地域だけの問題ではなく、日本全国どこの自治体でも当てはまる、大きな社会問題になっていることを示している。

実は、40兆円にものぼる損失の中には、本書で取り上げる「健康格差」が生み出す損失は含まれていない。「健康格差」の問題が認識されたのは比較的最近であることにくわえて、子どもの「健康格差」が顕在化するまでに長期間を要するため、「健康格差」がどれだけ経済的損失を生むのかが不明なためだ。しかし、貧困状態にある子どもたちが6人に1人いるとすれば、多くの子どもが、食生活で重大な問題を抱えていることと関連づけても違和感はないだろう。日本の将来を考える上で、大変憂慮すべき問題だと考えることができる。

## 4　日本社会が抱える「時限爆弾」

### 全世代が背負う重荷

ここまで、現役世代から、高齢者、そして子どもとすべての世代に横たわる「健康格差」の実態について見てきた。こうした現場から感じ取れることは、人生それぞれの段階に「健康格差」の要因が忍び寄っていることである。さらに、高齢者はもとより、これまで医療とは縁遠かった現役世代や子どもたちにまで及ぶ「健康格差」の問題が近い将来、巨大な負のうねりとなって、日本の医療や福祉といった社会保障に押し寄せてくる可能性があるということも同時に感じ取っていただけるだろう。

### 逼迫《ひっぱく》する社会保障費

すでに、日本の医療介護行政は、急速な高齢化で財政的に逼迫した状態にある。厚生労働省の発表によると、平成25年度の国民医療費（保険料や自己負担分の金額、税金の総計）は、史上初めて、40兆円を超えた。そして、その半分以上の23・1兆円は65歳以上の高齢者のために使われている。さらにいうと、75歳以上の後期高齢者だけで、3分の1以上の医療

費が使われている。（平成25年度国民医療費の概況　厚生労働省）

これは単に「高齢者の人数が多いから」というだけの話ではない。1人当たりの医療費で見ても高齢者の医療費は他の年代に比べて著しく高い。日本人全体の平均で見ると、国民1人当たり、年間での医療費は31万円ほどだが、年代別の平均値でこれを上回るのは、65歳以上の高齢者のみである。15～44歳では、全体平均のわずか3分の1ほどである約11万円しか医療費が必要ないのに、75歳以上ではその8倍以上、90万円もの医療費が必要になっている。（平成25年度国民医療費の概況　厚生労働省）

こうした高齢者に偏りがちと言われる医療費の問題をどうするかという社会的な状況にくわえて、これまで健康であったはずの現役世代や子どもたちの世代にまで医療の負担が増える事態となれば、社会保障の破綻は避けられない。

全国14万人の高齢者を対象とする大規模調査プロジェクト「JAGES」（Japan Gerontological Evaluation Study 日本老年学的評価研究）の代表で「健康格差」研究の第一人者である近藤克則・千葉大学教授は、こう警告を発する。

「貧困、非正規労働、単身者の増加に伴い、健康面で大きなリスクを抱えている人たちが出ている現状がある。もし、このままの状態を放置すれば、『健康格差』はいっそう拡大し、将来健康を損なう人が続出する可能性があります。例えば、生活保護の受給でいうと、開始理由のほとんどは病気がきっかけです。健康状態が悪い人たちが増え続ければ、20年も経てば、健康を失った若い世代の生活保護率が急増し、社会問題として火を噴《ふ》くでしょう。そうなれば、無年金で仕事もできず、住まいもない人が１００万人単位、１０００万人単位で増える可能性もあります。
『健康格差』は生涯を通じて徐々に蓄積されていくので、問題が顕在化してから対策に取り組むのでは取り返しがつきません。予防するためには早く対策を打つしかありません。この問題に、まだ気がついていない人が多いだけで、日本社会は時限爆弾を抱えているのです」

すべての世代に忍び寄る「健康格差」。問題がこれまで以上に顕在化する前に、対処が必要だということをおわかりいただけただろうか。

# 第2章　秋田県男性が短命な「意外な理由」

第1章では、日本社会のすべての世代に広がる「健康格差」の実態を見つめてきた。現役世代、高齢者、子どもとそれぞれの世代で「健康格差」が生まれる要因を手繰《たぐ》り寄せていくと、WHOが提示する「健康格差」を生み出す4つの要因のうち、「所得」、「雇用形態」、「家族構成」の3つが複雑に絡み合っていることがわかってきた。

この章では、残る要因である「地域」が生み出す「健康格差」の実態について考えていきたい。

## 「不健康な期間」の地域差は最大で3・6年

世界を見れば、寒暖などの気候の差、食生活の違いなど、地域によって健康状態に差が生じることは容易に想像がつく。しかし、国土がせまく、生活習慣にそれほど大きな違いがあるわけではない日本において、地域における「健康格差」がどれほどのものなのか、若干つかみにくいかもしれない。しかしながら、日本においても、地域における「健康格差」は、確かに存在する。

図2-1をご覧いただきたい。都道府県別に平均寿命、健康寿命、「不健康な期間」を並べたものだ。「不健康な期間」とは、何を意味するのか。具体的には、都道府県別の平均寿命(2010年度調査)から健康寿命(2013年度調査)を差し引いた期間だ。「健康寿

## 都道府県別寿命＆不健康期間（男性）

| 順位 | 都道府県 | 平均寿命（年） | 健康寿命（年）（丸数字は順位） | 不健康期間（年）（丸数字は順位） |
|---|---|---|---|---|
| 1 | 長野 | 80.88 | 71.45 ⑱ | 9.43 ㊹ |
| 2 | 滋賀 | 80.58 | 70.95 ㉛ | 9.63 ㊻ |
| 3 | 福井 | 80.47 | 71.97 ⑥ | 8.50 ㉙ |
| 4 | 熊本 | 80.29 | 71.75 ⑧ | 8.54 ㉜ |
| 5 | 神奈川 | 80.25 | 71.57 ⑮ | 8.68 ㊱ |
| 6 | 京都 | 80.21 | 70.21 ㊺ | 10.00 ㊼ |
| 7 | 奈良 | 80.14 | 71.04 ㉘ | 9.10 ㊸ |
| 8 | 大分 | 80.06 | 71.56 ⑯ | 8.50 ㉙ |
| 9 | 山形 | 79.97 | 71.34 ㉒ | 8.63 ㉞ |
| 10 | 静岡 | 79.95 | 72.13 ③ | 7.82 ⑪ |
| 11 | 岐阜 | 79.92 | 71.44 ⑲ | 8.48 ㉘ |
| 12 | 広島 | 79.91 | 70.93 ㉝ | 8.98 ㊵ |
| 13 | 千葉 | 79.88 | 71.80 ⑦ | 8.08 ㉑ |
| 14 | 東京 | 79.82 | 70.76 ㊲ | 9.06 ㊷ |
| 15 | 岡山 | 79.77 | 71.10 ㉖ | 8.67 ㉟ |
| 16 | 香川 | 79.73 | 70.72 ㊳ | 9.01 ㊶ |
| 17 | 石川 | 79.71 | 72.02 ④ | 7.69 ⑨ |
| 17 | 愛知 | 79.71 | 71.65 ⑫ | 8.06 ⑲ |
| 17 | 富山 | 79.71 | 70.95 ㉛ | 8.76 ㊲ |
| 20 | 宮崎 | 79.70 | 71.75 ⑧ | 7.95 ⑯ |
| 21 | 三重 | 79.68 | 71.68 ⑩ | 8.00 ⑰ |
| 22 | 宮城 | 79.65 | 71.99 ⑤ | 7.66 ⑧ |
| 23 | 埼玉 | 79.62 | 71.39 ㉑ | 8.23 ㉕ |
| | 全国値 | 79.59 | 71.19 | 8.40 |
| 24 | 兵庫 | 79.59 | 70.62 ㊷ | 8.97 ㊴ |
| 25 | 山梨 | 79.54 | 72.52 ① | 7.02 ② |
| 26 | 島根 | 79.51 | 70.97 ㉚ | 8.54 ㉜ |
| 27 | 新潟 | 79.47 | 71.47 ⑰ | 8.00 ⑰ |
| 28 | 徳島 | 79.44 | 69.85 ㊼ | 9.59 ㊺ |
| 29 | 沖縄 | 79.40 | 72.14 ② | 7.26 ③ |
| 29 | 群馬 | 79.40 | 71.64 ⑬ | 7.76 ⑩ |
| 31 | 福岡 | 79.30 | 70.85 ㉟ | 8.45 ㉗ |
| 32 | 佐賀 | 79.28 | 71.15 ㉔ | 8.13 ㉒ |
| 33 | 鹿児島 | 79.21 | 71.58 ⑭ | 7.63 ⑥ |
| 34 | 北海道 | 79.17 | 71.11 ㉕ | 8.06 ⑲ |
| 35 | 愛媛 | 79.13 | 70.77 ㊱ | 8.36 ㉖ |
| 36 | 茨城 | 79.09 | 71.66 ⑪ | 7.43 ④ |
| 37 | 和歌山 | 79.07 | 71.43 ⑳ | 7.64 ⑦ |
| 38 | 栃木 | 79.06 | 71.17 ㉓ | 7.89 ⑭ |
| 39 | 山口 | 79.03 | 71.09 ㉗ | 7.94 ⑮ |
| 40 | 鳥取 | 79.01 | 70.87 ㉞ | 8.14 ㉓ |
| 41 | 大阪 | 78.99 | 70.46 ㊸ | 8.53 ㉛ |
| 42 | 高知 | 78.91 | 69.99 ㊻ | 8.92 ㊳ |
| 43 | 長崎 | 78.88 | 71.03 ㉙ | 7.85 ⑫ |
| 44 | 福島 | 78.84 | 70.67 ㊶ | 8.17 ㉔ |
| 45 | 岩手 | 78.53 | 70.68 ㊵ | 7.85 ⑫ |
| 46 | 秋田 | 78.22 | 70.71 ㊴ | 7.51 ⑤ |
| 47 | 青森 | 77.28 | 70.29 ㊹ | 6.99 ① |

## 都道府県別寿命＆不健康期間（女性）

| 順位 | 都道府県 | 平均寿命（年） | 健康寿命（年）（丸数字は順位） | 不健康期間（年）（丸数字は順位） |
|---|---|---|---|---|
| 1 | 長野 | 87.18 | 74.73 ⑯ | 12.45 ㉝ |
| 2 | 島根 | 87.07 | 73.80 ㊳ | 13.27 ㊹ |
| 3 | 沖縄 | 87.02 | 74.34 ㉗ | 12.68 ㉟ |
| 4 | 熊本 | 86.98 | 74.40 ㉕ | 12.58 ㉞ |
| 5 | 新潟 | 86.96 | 74.79 ⑬ | 12.17 ㉚ |
| 6 | 福井 | 86.94 | 75.09 ⑨ | 11.85 ⑲ |
| 6 | 広島 | 86.94 | 72.84 ㊻ | 14.10 ㊼ |
| 8 | 岡山 | 86.93 | 73.83 ㊱ | 13.10 ㊸ |
| 9 | 大分 | 86.91 | 75.01 ⑩ | 11.90 ㉑ |
| 10 | 石川 | 86.75 | 74.66 ⑰ | 12.09 ㉖ |
| 10 | 富山 | 86.75 | 74.76 ⑭ | 11.99 ㉓ |
| 12 | 滋賀 | 86.69 | 73.75 ㊴ | 12.94 ㊷ |
| 13 | 山梨 | 86.65 | 75.78 ① | 10.87 ⑧ |
| 13 | 京都 | 86.65 | 73.11 ㊺ | 13.54 ㊻ |
| 15 | 神奈川 | 86.63 | 74.75 ⑮ | 11.88 ⑳ |
| 16 | 宮崎 | 86.61 | 75.37 ④ | 11.24 ⑩ |
| 17 | 奈良 | 86.60 | 74.53 ㉑ | 12.07 ㉕ |
| 18 | 佐賀 | 86.58 | 74.19 ㉜ | 12.39 ㉜ |
| 19 | 愛媛 | 86.54 | 73.83 ㊱ | 12.71 ㊲ |
| 20 | 福岡 | 86.48 | 74.15 ㉝ | 12.33 ㉛ |
| 21 | 高知 | 86.47 | 74.31 ㉙ | 12.16 ㉙ |
| 22 | 宮城 | 86.39 | 74.25 ㉛ | 12.14 ㉘ |
| 22 | 東京 | 86.39 | 73.59 ㊷ | 12.80 ㊶ |
| | 全国値 | 86.35 | 74.21 | 12.14 |
| 24 | 香川 | 86.34 | 73.62 ㊵ | 12.72 ㊳ |
| 25 | 北海道 | 86.30 | 74.39 ㉖ | 11.91 ㉒ |
| 25 | 長崎 | 86.30 | 73.62 ㊵ | 12.68 ㉟ |
| 27 | 鹿児島 | 86.28 | 74.52 ㉒ | 11.76 ⑰ |
| 27 | 山形 | 86.28 | 74.27 ㉚ | 12.01 ㉔ |
| 29 | 岐阜 | 86.26 | 74.83 ⑪ | 11.43 ⑬ |
| 30 | 三重 | 86.25 | 75.13 ⑧ | 11.12 ⑨ |
| 31 | 静岡 | 86.22 | 75.61 ② | 10.61 ③ |
| 31 | 愛知 | 86.22 | 74.65 ⑱ | 11.57 ⑭ |
| 33 | 徳島 | 86.21 | 73.44 ㊸ | 12.77 ㊴ |
| 34 | 千葉 | 86.20 | 74.59 ⑳ | 11.61 ⑯ |
| 35 | 兵庫 | 86.14 | 73.37 ㊹ | 12.77 ㊴ |
| 36 | 鳥取 | 86.08 | 74.48 ㉓ | 11.60 ⑮ |
| 37 | 山口 | 86.07 | 75.23 ⑦ | 10.84 ⑦ |
| 38 | 福島 | 86.05 | 73.96 ㉟ | 12.09 ㉖ |
| 39 | 秋田 | 85.93 | 75.43 ③ | 10.50 ① |
| 39 | 大阪 | 85.93 | 72.49 ㊼ | 13.44 ㊺ |
| 41 | 群馬 | 85.91 | 75.27 ⑤ | 10.64 ④ |
| 42 | 埼玉 | 85.88 | 74.12 ㉞ | 11.76 ⑰ |
| 43 | 岩手 | 85.86 | 74.46 ㉔ | 11.40 ⑫ |
| 44 | 茨城 | 85.83 | 75.26 ⑥ | 10.57 ② |
| 45 | 和歌山 | 85.69 | 74.33 ㉘ | 11.36 ⑪ |
| 46 | 栃木 | 85.66 | 74.83 ⑪ | 10.83 ⑥ |
| 47 | 青森 | 85.34 | 74.64 ⑲ | 10.70 ⑤ |

図2－1　都道府県別平均寿命・健康寿命・「不健康な期間」

命」とは、健康上の問題で日常生活が制限されずに生活できる期間のことをいう。すなわち「不健康な期間」とは、健康上の問題で日常生活がなんらかのかたちで制限されている期間。その中には、介護が必要な期間も含まれるだろう。

この「不健康な期間」の図表を見ると、男性では、不健康な期間が最も短いのは青森県(6・99年)で、最も長い京都府(10・00年)と約3年の差がある。一方、女性では最も短いのが秋田県(10・50年)で、最も長いのは広島県(14・10年)、こちらは約3・5年の差がある。できるだけこの差が縮まり、「不健康な期間」が短くなることが理想的だ。

ただし、「不健康な期間」は、絶対の指標ではない。たとえば、青森県の男性の不健康な期間は6・99年と47都道府県中最も短いが、平均寿命もまた77・28歳と最も短く、最も長い長野県と比べると3・6歳も違う。つまり、青森県の場合、平均寿命の短さが、不健康な期間の短さにつながっていると考えられるわけだ。

「長寿でありながら、不健康な期間が短い」バランスがとれた地域はどこなのか。女性であれば山梨県があげられる。山梨県は、不健康期間が10・87年と8番目に短い一方で、平均寿命が86・65歳と長い。男性であれば静岡県や石川県があてはまるだろう。平均寿命と不健康な期間、いずれも上位にあり、「長寿でありながら、不健康期間が短い」条件に合致する。

## 平均寿命の差を生み出す「食習慣」

平均寿命が最も長い長野県と最も短い青森県を比べると男性で3・60歳、女性で1・84歳の差がある。この差は、どこから生まれるのだろうか。

原因のひとつとして食習慣の違いがあげられるだろう。食習慣ががんや高血圧などの特定の生活習慣病の発症リスクを高めることが疫学的に証明されている。なんらかの食習慣の違いが発症リスクの差につながり、それが平均寿命の差につながっていると考えられるのだ。

## 秋田県民は塩分のとりすぎ?

番組では、食習慣が健康にいかに影響を与えているのかを知るために、男性の平均寿命が全国で2番目に短い秋田県に取材に向かった。

着目したのは、2016年6月に国立がん研究センターが発表した「全国がん罹患モニタリング集計」。全国で実施されるようになった「地域がん登録」の結果を集計して、47都道府県ごとに、〝がんへのかかりやすさ〟すなわち罹患率(がんになった率)を割り出したものだ。がんへのかかりやすさに地域差があるのか。もしあるならば、なぜこれまで公になってこなかったのか。取材班は、東京築地にある日本のがん研究の拠点、国立がん研究センターを訪ねた。

調査の指揮をとっていたのは、がん対策情報センターの松田《まつだ》智大《ともひろ》室長。43歳、IT企業の敏腕経営者といった印象の若手研究者だ。なぜ、国民の健康や命に直接関わるこれほど大切な情報がこれまで明らかにされてこなかったのか、単刀直入に聞いた。すると、答えは明快なものだった。これまで日本には、がんで死んだ人のデータはあったものの、がんにかかった人のデータはなかったというのだ。2016年にはじめて、47都道府県のすべてで「全国がん登録」が実施されるようになり、がんにかかった人のデータがとれるようになった。これによって日本ではじめて、がんの地域性を明らかにできるようになったのだと言う。そこで、とくに地域性が顕著に確認できるがんについて聞いた。それによると、食道がんは、アルコールの影響が大きく、新潟、秋田などアルコール消費量の多い県でのきなみ罹患率が高い。乳がんは、東京がダントツで1位。初産年齢が高いと乳がんの罹患リスクは高くなると言われており、晩婚化の影響ではないかと考えられる。そして、罹患率にもっとも地域性が見られるがんとして、松田博士があげてくれたのが、「胃がん」だった。

秋田県は、前述のように食道がんの罹患率（図2－2参照）も高いのだが、とくに胃がん

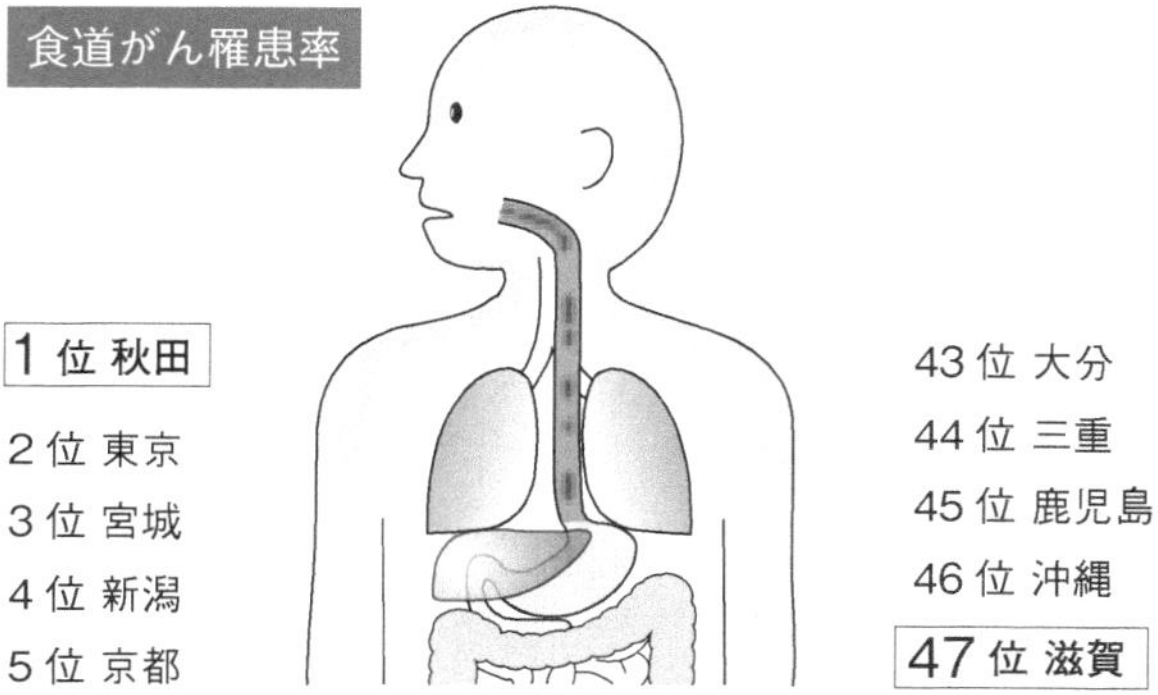


**図2－2　食道がん罹患率都道府県別ランキング（「全国がん罹患モニタリング集計」2017年度より）**

の罹患率（図2－3参照）は、47都道府県中最も高く、最も低い沖縄県の3倍以上という結果だった。

食道がんの発症リスクを高めるのは飲酒と喫煙であるのに対して、胃がんの発症リスクを高めるのが「食塩」である。意外に思われるかもしれないが、世界的に見ても、日本人の食塩摂取量はかなり高い。

図2－4はイギリス医学誌「BMJ Open」が作成した、世界187ヵ国の塩分摂取量を比較したグラフだ。異なる手法を用いた調査を横断的に評価しているので、あくまでも目安にしかならないが、日本は、韓国やタイと並んで塩分摂取量が多いことがわかる。2010年の日本の塩分摂取量12・42g／日に対して、アメリカは9・14g、アルゼンチンは7・62gとかなり差が

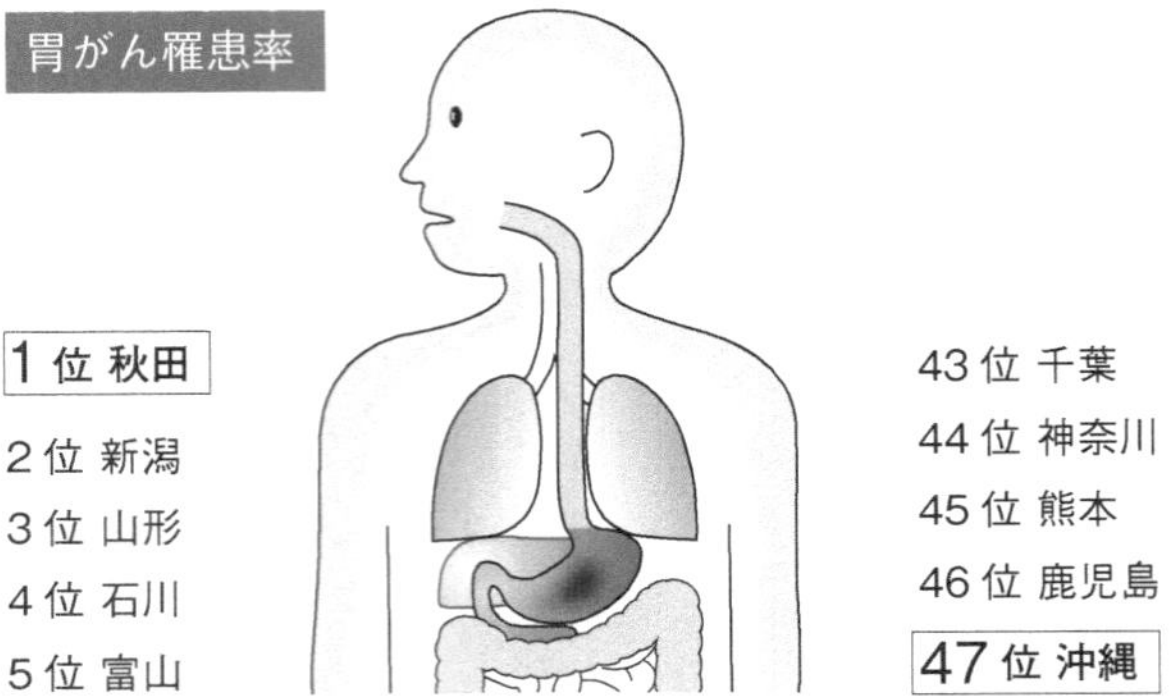


**図2-3　胃がん罹患率都道府県別ランキング（「全国がん罹患モニタリング集計」2017年度より）**

ある。

栄養学的に人間の身体を維持するために必要最小限の食塩摂取量は、1日当たり1・5gとされているが、日本人は普通の食事でその7〜8倍を摂取している。世界には日本の4分の1程度の塩分しかとらない地域もあるという。私たち日本人は、ことによると塩分について鈍感なのかもしれない。

世界的に見ても食塩摂取量が多い日本人の中でも、秋田県民の食塩摂取量は、男女とも国内で最も多いグループに属する（「国民健康・栄養調査」〈厚生労働省2012〉/図2-5参照）。男性は全国平均で11・3g/日に対して、秋田県は12・3g。女性は全国平均9・6gに対して、秋田県は10・2gである。すなわち秋田県は、世界でも食塩摂取量が多い人たちが住んでいる地域なの

| | 1990年 | | | 2010年 | | |
|---|---|---|---|---|---|---|
| 国名 | 平均 | 男 | 女 | 平均 | 男 | 女 |
| タイ | 13.28 | 13.94 | 12.67 | 13.49 | 14.17 | 12.85 |
| 韓国 | 12.50 | 13.08 | 11.94 | 13.23 | 13.87 | 12.65 |
| 日本 | 11.96 | 12.52 | 11.43 | 12.42 | 13.00 | 11.89 |
| 中国 | 11.23 | 11.76 | 10.67 | 12.27 | 12.83 | 11.68 |
| イタリア | 10.95 | 11.81 | 10.13 | 11.23 | 11.81 | 10.64 |
| ブラジル | 9.88 | 10.36 | 9.40 | 10.44 | 10.95 | 9.96 |
| インド | 9.60 | 10.03 | 9.17 | 9.45 | 9.86 | 9.04 |
| スペイン | 9.45 | 10.19 | 8.74 | 10.21 | 10.77 | 9.68 |
| ロシア | 9.45 | 9.93 | 9.04 | 10.59 | 11.13 | 10.13 |
| フランス | 9.40 | 10.16 | 8.66 | 9.58 | 10.06 | 9.09 |
| エジプト | 9.22 | 9.68 | 8.76 | 9.35 | 9.78 | 8.94 |
| カナダ | 9.02 | 9.50 | 8.56 | 9.42 | 9.86 | 8.97 |
| イギリス | 8.84 | 9.53 | 8.15 | 9.17 | 9.65 | 8.69 |
| ドイツ | 8.76 | 9.47 | 8.08 | 8.99 | 9.45 | 8.53 |
| アメリカ | 8.74 | 9.15 | 8.28 | 9.14 | 9.60 | 8.71 |
| オランダ | 8.74 | 9.45 | 8.05 | 8.43 | 8.89 | 8.00 |
| オーストラリア | 8.59 | 9.02 | 8.18 | 8.69 | 9.12 | 8.28 |
| アルゼンチン | 7.65 | 8.03 | 7.29 | 7.62 | 8.00 | 7.29 |

**図2－4　世界各国の塩分摂取量比較（単位g/日）**

●男性（20歳以上）

| 都道府県 | | 人数* | 平均値*（g／日） |
|---|---|---|---|
| 1 | 岩手県 | 264 | 12.9 |
| 2 | 長野県 | 383 | 12.6 |
| 3 | 山形県 | 384 | 12.4 |
| 4 | 秋田県 | 310 | 12.3 |
| 4 | 山梨県 | 298 | 12.3 |
| 6 | 埼玉県 | 312 | 12.1 |
| 6 | 千葉県 | 257 | 12.1 |
| 6 | 福島県 | 274 | 12.1 |
| 9 | 石川県 | 232 | 12.0 |
| 10 | 栃木県 | 388 | 11.8 |
| 10 | 福井県 | 265 | 11.8 |
| 12 | 新潟県 | 343 | 11.7 |
| 12 | 群馬県 | 369 | 11.7 |
| 12 | 宮城県 | 258 | 11.7 |
| 12 | 青森県 | 296 | 11.7 |
| 16 | 神奈川県 | 215 | 11.6 |
| 16 | 山口県 | 222 | 11.6 |
| 18 | 滋賀県 | 186 | 11.4 |
| 18 | 静岡県 | 274 | 11.4 |
| 18 | 東京都 | 189 | 11.4 |
| 21 | 茨城県 | 438 | 11.3 |
| 21 | 長崎県 | 202 | 11.3 |
| 21 | 富山県 | 285 | 11.3 |
| 24 | 三重県 | 205 | 11.1 |
| 24 | 鹿児島県 | 190 | 11.1 |
| 26 | 宮崎県 | 165 | 11.0 |
| 26 | 島根県 | 273 | 11.0 |
| 26 | 岐阜県 | 254 | 11.0 |
| 26 | 兵庫県 | 215 | 11.0 |
| 30 | 大分県 | 312 | 10.9 |
| 30 | 広島県 | 207 | 10.9 |
| 32 | 愛知県 | 156 | 10.8 |
| 32 | 奈良県 | 266 | 10.8 |
| 32 | 香川県 | 252 | 10.8 |
| 32 | 岡山県 | 248 | 10.8 |
| 36 | 北海道 | 201 | 10.7 |
| 36 | 愛媛県 | 258 | 10.7 |
| 36 | 熊本県 | 302 | 10.7 |
| 36 | 鳥取県 | 286 | 10.7 |
| 36 | 京都府 | 187 | 10.7 |
| 36 | 福岡県 | 272 | 10.7 |
| 42 | 佐賀県 | 235 | 10.6 |
| 43 | 徳島県 | 196 | 10.4 |
| 44 | 和歌山県 | 245 | 10.2 |
| 44 | 大阪府 | 186 | 10.2 |
| 46 | 高知県 | 217 | 10.1 |
| 47 | 沖縄県 | 293 | 9.5 |
| | 全国 | 12,265 | 11.3 |

＊年齢調整した値
＊小数第２位を四捨五入

●女性（20歳以上）

| 都道府県 | | 人数* | 平均値*（g／日） |
|---|---|---|---|
| 1 | 岩手県 | 319 | 11.1 |
| 1 | 長野県 | 425 | 11.1 |
| 3 | 埼玉県 | 332 | 10.5 |
| 3 | 山形県 | 459 | 10.5 |
| 5 | 山梨県 | 336 | 10.3 |
| 6 | 秋田県 | 392 | 10.2 |
| 6 | 千葉県 | 289 | 10.2 |
| 8 | 宮城県 | 317 | 10.1 |
| 8 | 群馬県 | 402 | 10.1 |
| 8 | 石川県 | 273 | 10.1 |
| 11 | 宮崎県 | 241 | 10.0 |
| 11 | 新潟県 | 420 | 10.0 |
| 13 | 福島県 | 315 | 9.9 |
| 13 | 栃木県 | 441 | 9.9 |
| 13 | 静岡県 | 298 | 9.9 |
| 16 | 福井県 | 303 | 9.8 |
| 16 | 青森県 | 339 | 9.8 |
| 16 | 茨城県 | 483 | 9.8 |
| 19 | 富山県 | 352 | 9.7 |
| 19 | 北海道 | 230 | 9.7 |
| 19 | 東京都 | 219 | 9.7 |
| 22 | 鹿児島県 | 239 | 9.6 |
| 22 | 神奈川県 | 242 | 9.6 |
| 22 | 島根県 | 301 | 9.6 |
| 22 | 三重県 | 233 | 9.6 |
| 26 | 岐阜県 | 291 | 9.5 |
| 26 | 京都府 | 223 | 9.5 |
| 28 | 兵庫県 | 267 | 9.4 |
| 28 | 愛媛県 | 330 | 9.4 |
| 28 | 愛知県 | 188 | 9.4 |
| 31 | 熊本県 | 368 | 9.3 |
| 31 | 奈良県 | 309 | 9.3 |
| 31 | 岡山県 | 288 | 9.3 |
| 31 | 滋賀県 | 228 | 9.3 |
| 35 | 福岡県 | 338 | 9.1 |
| 35 | 和歌山県 | 294 | 9.1 |
| 35 | 山口県 | 274 | 9.1 |
| 35 | 鳥取県 | 332 | 9.1 |
| 35 | 大分県 | 335 | 9.1 |
| 35 | 徳島県 | 238 | 9.1 |
| 41 | 広島県 | 246 | 8.9 |
| 41 | 高知県 | 277 | 8.9 |
| 41 | 長崎県 | 254 | 8.9 |
| 44 | 香川県 | 335 | 8.8 |
| 45 | 佐賀県 | 254 | 8.7 |
| 45 | 大阪府 | 231 | 8.7 |
| 47 | 沖縄県 | 361 | 7.8 |
| | 全国 | 14,461 | 9.6 |

＊年齢調整した値
＊小数第２位を四捨五入

**図2－5　各都道府県民の一日の塩分摂取量と全国平均**

だ。
厳しい冬を乗り切るために、東北地方では、伝統的に、魚や野菜を塩漬けにして保存食としてきた。その結果、塩蔵魚や漬け物など塩辛い味付けが好まれてきた。秋田名物「きりたんぽ」や「しょっつる鍋」もいずれもしょっぱい味付けが特徴だ。こうした食生活が塩分摂取量の多さにつながっている。

食塩摂取量と胃がんの関係については、国立がん研究センターがん予防・検診研究センター長の津金昌一郎《つがねしょういちろう》氏の書いた『がんになる人　ならない人』（講談社）に詳しい。同書によると、世界の中で、日本とチリでは胃がんが突出して多いという。胃がんは、日本でポピュラーだが、欧米では比較的マイナーなのだという。チリも日本同様に食塩摂取量が多い。

国立がん研究センターが49～59歳の男性2万人を約10年間追跡調査した疫学調査（2004年）では、食塩摂取量が多い男性ほど胃がんのリスクが高かった。同センターの調査では、1年間で食塩摂取量が最も多かったグループでは500人に1人が胃がんになったのに対して、最も少なかったグループでは1000人に1人にとどまった。つまり塩分の過剰摂取によって、胃がんの発症リスクが2倍も高まったことになる。

同調査によると、味噌汁や漬け物、タラコや明太子などの塩蔵魚卵、塩辛、練りウニなど高塩分食品をとっている人ほど、発生リスクがさらに高くなると言う。塩分含有量が極端に高いイクラなどの塩蔵魚卵を毎日食べるグループは2・44倍、塩辛と練りウニなどでは3倍以上高くなった。

なぜ、高塩分食品が胃がんのリスクを高めるのだろうか。胃がんの原因となる細菌「ヘリコバクター・ピロリ（いわゆるピロリ菌）」は、秋田県に限らず多くの日本人の胃の中にいる。胃の粘膜がその攻撃から胃壁を守っているのだが、高塩分により「ナメクジに塩をかけた状態」のように胃の粘膜がダメージを受け、粘膜バリアの機能が弱まると考えられる。そうなると、ピロリ菌が粘膜の奥に潜って胃壁を攻撃しはじめ、胃がんの原因になると考えられるのだ。

食塩の過剰摂取は胃がんだけでなく、多くの生活習慣病に深く関与している。中でも影響が大きいのが血圧だ。塩分をとりすぎると、血圧が上がりやすくなると言われている。血管への抵抗が強くなり、結果として、脳梗塞などの脳血管障害を起こしやすくなる。このほか、塩分の過剰摂取が引き起こす病気としては、腎不全、尿路結石、骨粗しょう症などが挙げられる。

## 変えられない「しょっぱい」食習慣

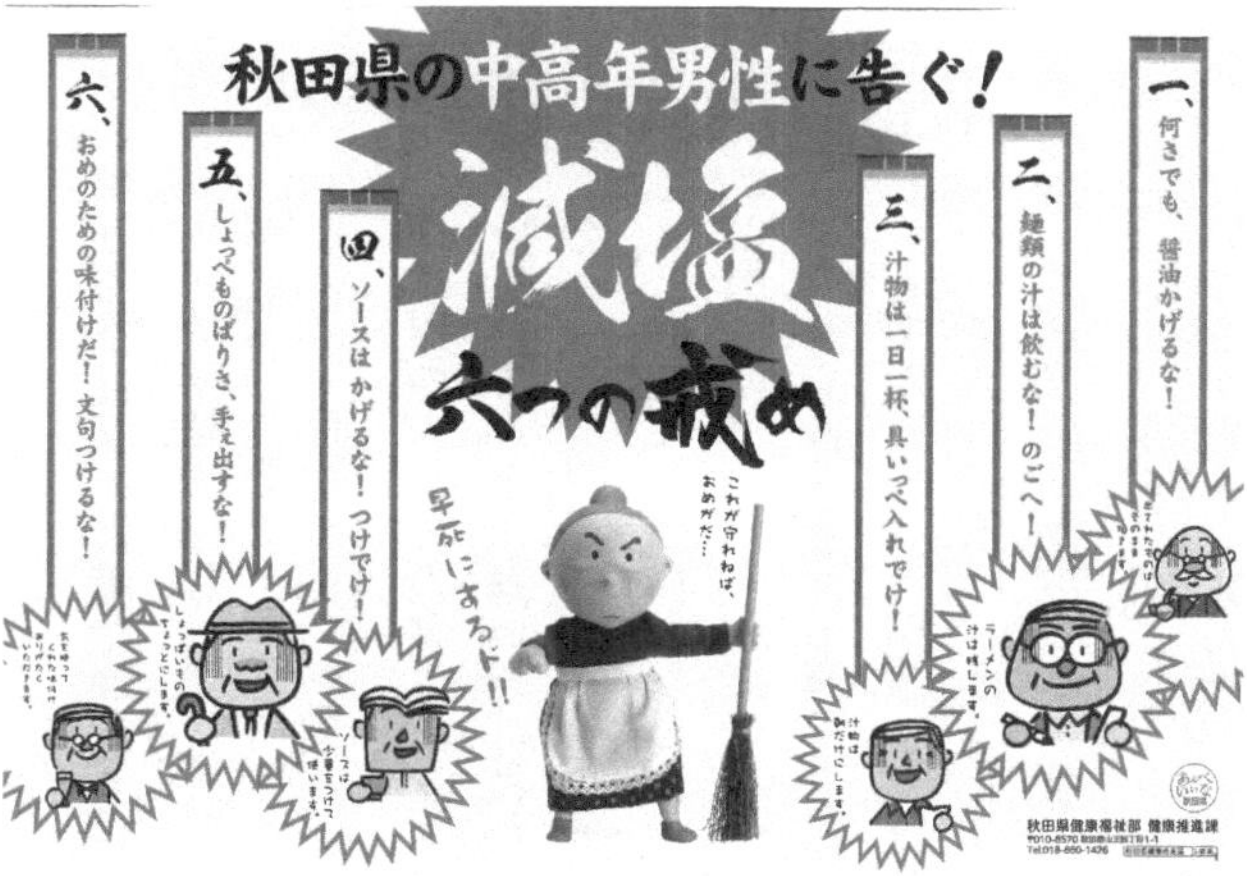


秋田県健康推進課が減塩キャンペーン実施のために作成したポスター

秋田県も食塩の過剰摂取を憂慮して、県民の食塩摂取量を減らす取り組みを長年にわたり続けてきた。秋田県健康推進課では、県民男性の減塩を進めようと、「秋田県の中高年男性に告ぐ！　減塩六つの戒め」というポスターを作った。

「一、何さでも、醤油かげるな！」

「二、麺類の汁は飲むな！　のごへ！」

「三、汁物は一日一杯、具いっぺ入れでけ！」

「四、ソースはかげるな！　つけでけ！」

「五、しょっぺものばりさ、手ぇ出すな！」

「六　おめのための味付けだ！　文句つけるな！」

いささかお節介とも思える「戒め」の下

には、「これが守れねば、おめがだ…　早死にするド‼」と物騒な警告文が書いてある。

秋田県健康推進課の武藤順洋《むとうのぶひろ》さんは、「このままでは早死にする」と脅かしても、その成果は芳《かんば》しくないと打ち明ける。

「日々の食生活を変えるということはなかなかですね、難しいところがあるのかなと……」

番組では秋田の人たちの食生活を取材したが、想像以上に、しょっぱい物好きの食習慣が染みついていることに驚いた。私たちは、9年前に胃がんが見つかって、胃の4分の3を切除したという土門昭夫《どもんあきお》さん（78歳）を訪ねた。

土門さんと最初にお会いしたのは、盛夏の秋田県大館《おおだて》市内。地域の拠点病院で開かれていた、がん患者の集い「大館虹《にじ》の会」だった。この患者の集いを主催しているのが、土門昭夫さんだったのだ。実は土門さんは、自身ががんを経験したことから、その経験を伝え、少しでもがんになる人が減ってほしいと活動を続けている。

土門さんの最初の印象は、はっきりとした意志の強さを感じさせる、芯のしっかりした人、だった。食習慣が胃がんにつながるのだと、浅薄な事前知識しか持ち合わせていなかった私は、このようなしっかりした人が、食生活の乱れから胃がんになるものだろうか、と、いささか驚きを覚えた。しかし、よくよく話をうかがっていくと、食習慣という

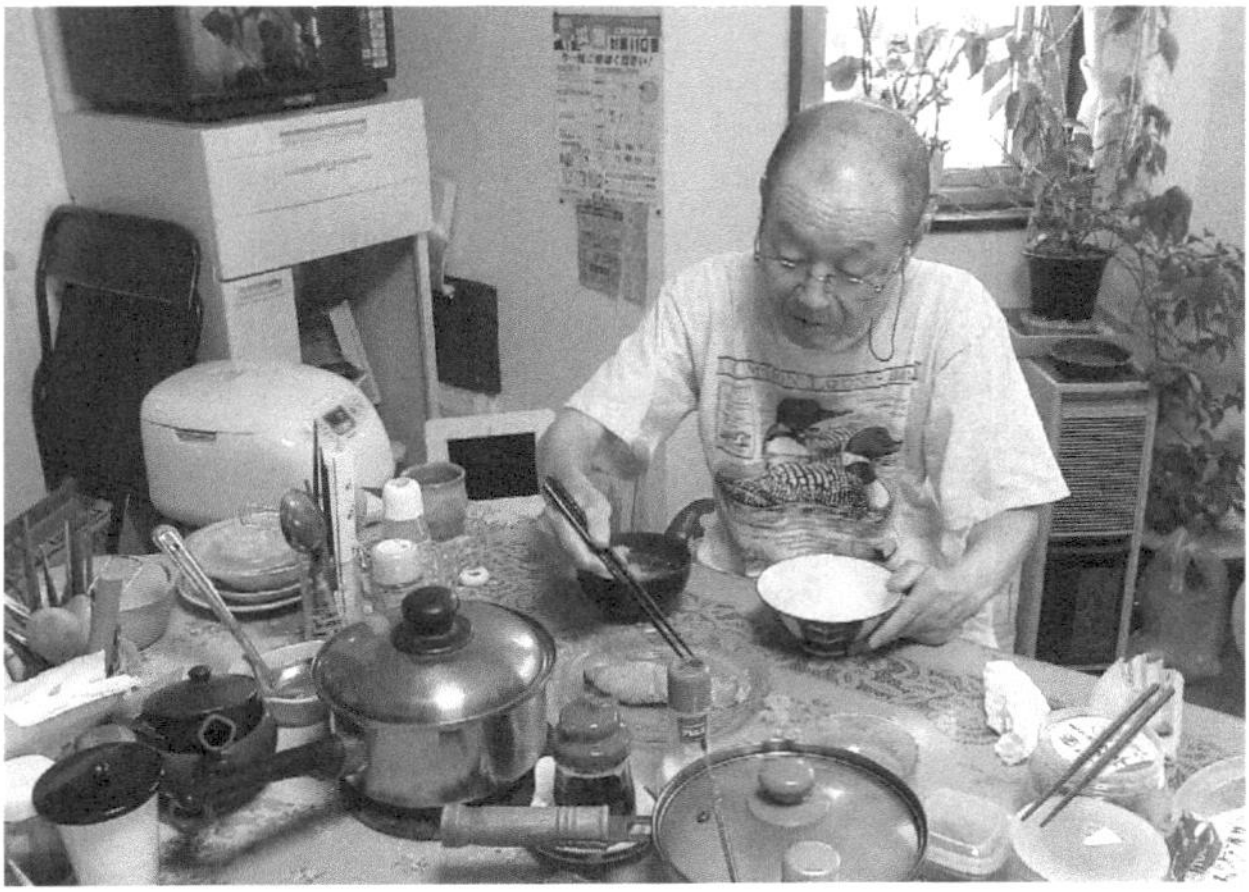

しょっぱい食習慣が続く土門さん

のは、生まれ育ってきた環境によって大きく左右され、それがまさしく生きることと直結した問題であり、到底「個人の意思」というようなもので変えられるものではないということを、痛感したのであった。

いずれにせよ、「大館虹の会」での出会いから1週間、私は、無理を言って土門さんのご自宅を訪問、それればかりか食事の時間に同席、撮影までお願いすることとなった。土門さんは、妻公子《まさこ》さん（72歳）とふたり暮らし、すでに子どもたちは独立している。まず驚いたのは、公子さんと昭夫さんの食事が、全く別々だということだ。新鮮な生野菜をふんだんに使ったサラダをおいしそうに食べる公子さんのとなりで、昭夫さんが手を伸ばしたのが、秋田の食卓の定番だという、塩鮭だった。

「どうしてもこの、塩味のきいたハラスの部分ですか、そういうところを先に箸つけちゃうんですよね」

公子さんは、夫の健康を気づかい、野菜中心の薄味のメニューを用意しているが、昭夫さんはその気づかいを知りながらも、塩鮭のハラスの部分に箸を伸ばしてしまう。そして、続いて箸を伸ばしたマグロの刺身も、醬油をたっぷり注いだ小皿にしっかりつけて、口に運ぶのだった。

取材班が「公子さんから見ると昭夫さんの味の好みっていうのは？」と尋ねると、公子さんは「しょっぱすぎる。体を壊して当然の味だと思ってます。でも直らないだろうなと思ってます」と、あきれたような表情で答えた。

## 「減塩メニュー」の挑戦

こうした根強い食習慣は、全国チェーンの店の味にも影響を与えている。「秋田のコンビニのおにぎりは、他の地方より塩分が濃いらしい」という情報から、私たちの取材は始まった。大手のコンビニチェーン・ローソン。東北の商品開発の責任者である山﨑敦史《やまざきあつし》さんを、杜《もり》の都・仙台に訪ねた。「まちの健康ステーション」を売りに、健康志向に力を入

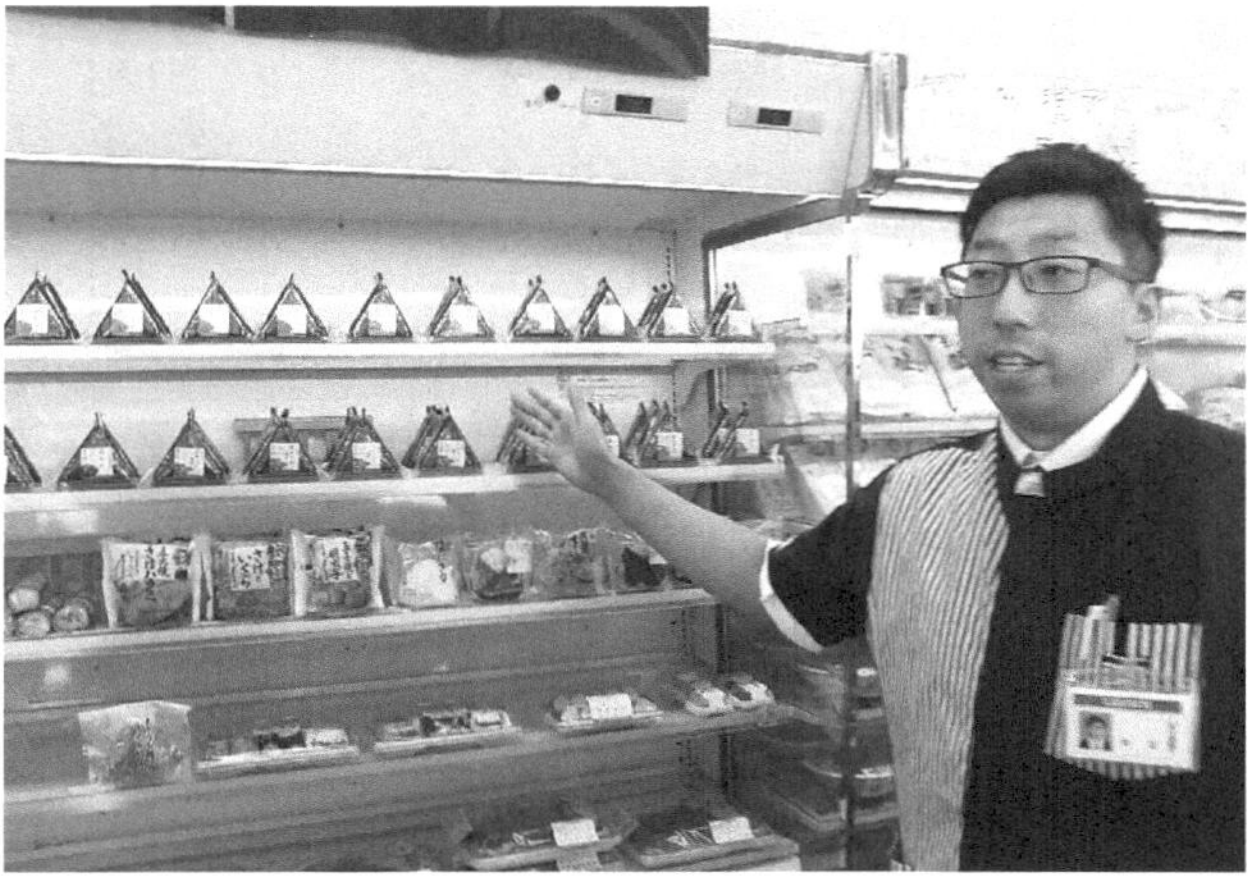

秋田県内のローソンで人気の定番商品「ぼだっこ」

れるローソンではあるが、減塩の商品は、売り上げという面では厳しい戦いを強いられているのが現状だという。詳しく聞いていくと、全国で販売されている同じ種類のおにぎりを、秋田県でだけ塩辛い味付けにしているわけではないという。取材のあてがはずれたか、とおもった矢先、山﨑さんの口から「秋田では、ぼだっこのおにぎりが人気ですよ」の一言。

「ぼだっこ」という耳慣れない響きの具材。実は、紅鮭を強力に塩辛くしたものだ。東北地方以外ではあまり馴染みがないため、取材班は戸惑ったが、秋田の家庭では、焼くと表面に白い塩が浮き出てくるほど塩分の多い、このぼだっこが好んで食べられるという。そのため、秋田県内のローソンでは、ぼだっこを入れたおにぎりが、常に売上げ上位を占めているという。取材班が訪ねた秋田市内の店舗でも、「シーチキン」「たらこ」などと並んで、「ぼだっこ」のおにぎりが売り場の目立つ場所を占め、毎月、売り上げベスト5をはずれることはないという。

２０１4年に、「減塩メニュー」で有名な食堂チェーン、タニタ食堂が秋田市に出店し、話題になった。しょっぱいもの好きの秋田で、はたして減塩メニューが受け入れられているのか。食習慣というのは、そう簡単に変えられるものなのか。私たちは、JR秋田駅からほどちかい繁華街の一角に店を構える、「あきたタニタ食堂」を訪れた。お昼時、客の入りは上々のようだ。券売機の前に列ができることもしばしば。塩分量、カロリーが明記されたメニュー表示を注意深く見ながら、客は注文していく。食事中に失礼して、話を聞いた。夫婦で訪れたという60代。夫は、胃がんであるという。病気になってから、食生活に気をつけるようになった。聞いてみると、やはり「味が薄い」と言う。「もし、お宅でこの味では？」と聞いてみると、「やはり、きつい」とのこと。店に来る人の多くは、食事にとくに気をつけなければならない理由がある人、また、そのような情報に敏感な人という印象を受けた。

タニタ食堂では、健康に配慮し、味噌汁の塩分濃度は0・3％に抑えている。これは全国の一般家庭の半分以下。出汁《だし》をきかせるなど工夫を凝らしているが、しょっぱい味を好む秋田男性は物足りなく感じるようだ。

「あきたタニタ食堂」では、秋田県民向けに、醤油を霧状にしてかける醤油スプレーを用意している。

「醤油スプレーを使うことで、少ない量の醤油でもまんべんなく表面にかけることができます。普通に使うよりも、食塩の量を控えることができます」（あきたタニタ食堂マネージャーの桐生晶子《きりゅうあきこ》さん）

こうしたサービスを実施しているのは、全国に10店あるタニタ食堂で秋田だけだ。

食塩摂取量だけでなく、食道がんの原因となるアルコールの摂取量も、秋田県民はかなり多い。平成26年度成人1人当たり酒類販売量は、秋田県は年間92・4リットルと47都道府県で第4位。男性の成人喫煙率も第5位と高い。お酒やタバコをたしなむのは個人の自由であり、それぞれが豊かな人生を志向すればよいだけのことではあるが、こうした生活習慣が、秋田県の平均寿命を押し下げている可能性は否定できない。

## 意外に無視できない食生活の都道府県格差

番組では秋田県を例に、胃がんと食塩の関係を地域における「健康格差」として取りあげたが、食生活の都道府県における違いは、何も食塩摂取量だけにとどまらない。たとえば野菜。47都道府県で最も野菜消費量が多いのは、男性では長野県が371gなのに対して、最も少ない愛知県では241・19gと1・5倍以上の差がある。

魚介類の消費量も都道府県による差が大きい。総務省家計調査の年間魚介類消費量調査（2012年〜2014年平均。県庁所在地の、2人以上の世帯の購入量）によると、一世帯あたり魚介類購入量の全国平均は年間3万8597g。最も多いのは青森県で6万1938gで、毎日170gの魚介類を食べていることになる。2位以下も秋田県、鳥取県、新潟県、富山県と日本海側が続く。最も少ないのは沖縄県の2万1278gで、1日当たりわずか58gで、青森県の3分の1程度である。

野菜や魚介類の摂取量と健康との関係は、食塩摂取量ほど明確ではないかもしれないし、これだけで健康かどうかを測ることはできないが、同じ日本に住んでいても、場所によって、知らず知らずに様々な食品の摂取量に違いが出てくることは、知っておいても損はないだろう。

## 地域の「健康格差」をさらに拡大する医療格差

番組では、食生活など生活習慣が健康に与える影響と、それがもたらす地域の「健康格差」について議論してきた。実は、生活習慣以外にも地域の「健康格差」を生み出す重要なファクターがある。医療格差である。

ご存じのとおり、高度医療が受けられる拠点病院は都道府県庁所在地や拠点都市に集中している。また都市部においても、医療機関が集中して立地し、医師の数が供給過剰気味になっているエリアもあれば、専門的医療を受けるためには他の都市に越境しなければならないところもある。都道府県格差よりもはるかに大きな格差が、同じ地方自治体の中に生じているのだ。

国立がん研究センターでは、平成29年8月に、病院別（地域別）、部位別のがん5年生存率を公表した。それによると、肺がんは最も5年生存率が高かった山梨県で51・2％だったのに対し、最も低い沖縄県は13・8％と、大きな違いがあることもわかった。一方で、乳がんでは、調査した都道府県すべてで80％を超えた。進行した患者を受け入れる拠点病院などで生存率は低くなるなど、比較することの意味は限定的だが、こうしたデータが毎年のように公開され、少しずつ、地域における「健康格差」の実態が明らかになりつつある。

実は、全国がん罹患モニタリング集計の指揮をとった国立がん研究センターの松田智大博士が最も大事なポイントとして指摘していたのも、この医療格差についてだった。がんの〝罹患率〟と〝死亡率〟に大きな開きのある地域があったと言うのだ。つまり、〝がんになったあとの格差〟である。たとえば、同じ胃がんに罹患しても、その後の経過で長く生きることができる地域と、比較的はやく死を迎えざるを得ない地域がある、ということがわかったのだ。全がんでみると、青森県と長野県は、がんにかかる率（罹患率）は同じくらいなのに、青森県は長野県に比べてかなり死亡率が高い。その要因として、松田博士は、診断後に適切な治療を受けられる体制が整っていないからだという可能性を指摘した。さらに、胃がんでは、秋田県や青森県では罹患率も死亡率も高い一方、大阪は、罹患率は低いのに死亡率は高い。大阪府は、診断後の対応次第では、がんになった人を「もっと助けられる」可能性がある。

こうした医療格差の要因としては、医療機関の充実度の差だけではなく、所得格差や健康リテラシーの情報格差も関係していると予想される。今後、さまざまな医療データを検証していく過程で、地域格差を生む要因の分析や地域の特性にあった解決策の提案が進んでいくはずだ。

# 第3章　イギリスの国家的対策と足立区の挑戦

第1章では「雇用形態」と「所得」「家族構成」が、すべての世代にもたらす「健康格差」について、第2章では「地域」がもたらす「健康格差」について現場の実情を掘り下げてきた。本章からはどうすれば解消できるのか、実践例をふまえて考えていく。

「健康格差」は、長い時間を経て蓄積されるので、抜本的な解決は容易ではないが、実は成果をあげている国や地域、自治体、行政などがある。一体どのようにして「健康格差」を縮めたのか。

まず、国を挙げた取り組みで、わずか8年間で心筋梗塞と脳卒中の死亡者数を激減させたイギリスと、地道な取り組みで住民の野菜の摂取量を増やすことに成功した東京・足立区の事例を紹介する。健康に意識を向けることができない人がいる中で、どのようにして具体的な成果をあげたのか。イギリスも足立区も、これまでにない発想の転換で「健康格差」の解消に取り組んでいるので、ご参考いただきたい。

## 脳卒中が激減！ 賢い「健康格差」解消法

世界各地で問題となっている「健康格差」。多くの国々で取り組みがなされているが、食習慣や文化、社会構造など多くの問題が複雑に絡み合っており、なかなか対策の成果があがっていない。こうした中、国を挙げた取り組みで目覚ましい成果をあげたのがイギリ

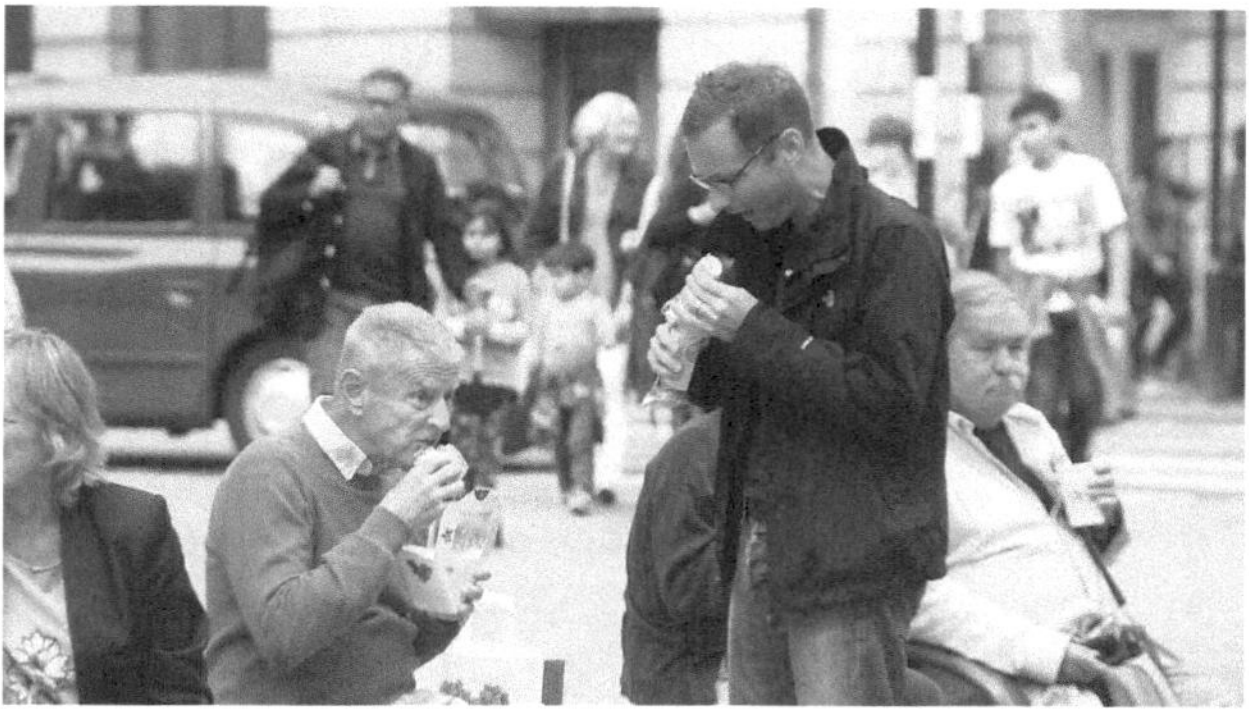

イギリスの秘策は「パン」

スだ。

　イギリスでは、２００３年から２０１１年のわずか８年間で、心疾患と脳卒中の死亡者数が４割も減少した。心疾患と脳卒中は、低所得の人ほどかかりやすいとされており、「健康格差」が典型的に現れる疾病だとされている。一般に貧困層は健康リテラシーが低いため、個人の意識や行動に変化をもたらす啓蒙活動の効果が及びにくい。果たして、どんな方法を駆使して減らしたのか。

　目をつけたのは食塩だった。イギリス国民は、日本に劣らず塩辛い料理を好んでいる。２００３年時点のイギリス国民１人当たりの塩分摂取量は１日10g弱。日本や韓国、タイほどではないが、アメリカやフランスに比べるとかなり多かった。第２章で説明したように、食塩の過剰摂取は、胃がん、高血圧、循環器疾患、脳卒中などの発症リスクを高める

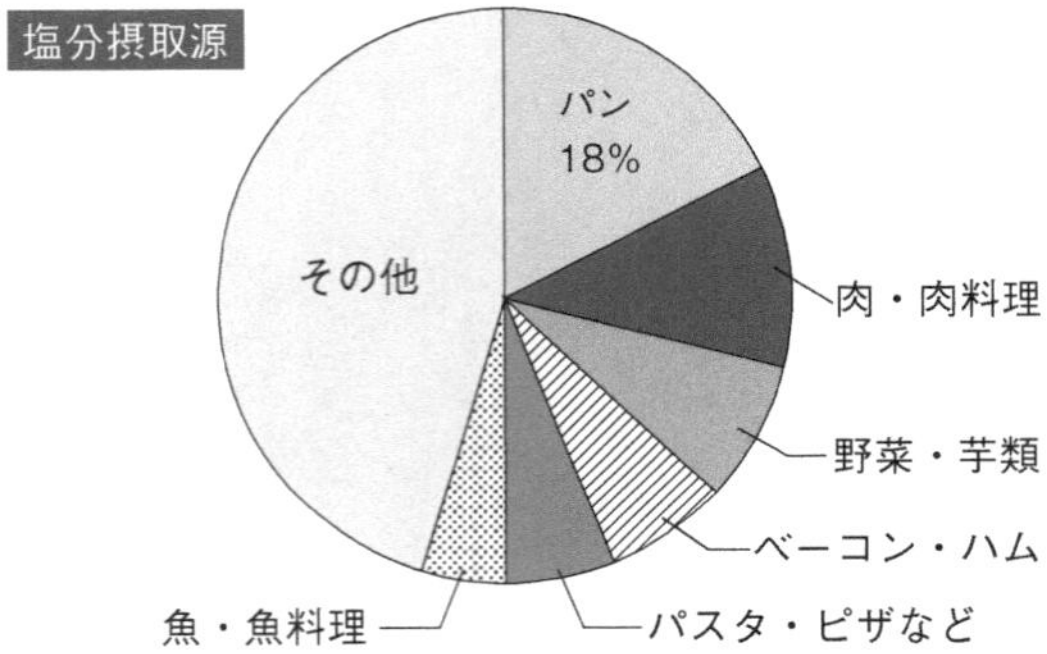

図3－1　イギリス人の塩分摂取源
National Diet and Nutrition Survey（PHE）より作成

と言われている。イギリスでは、ある取り組みをした結果、国民1人当たりの塩分摂取量を15%も減らすことに成功したのだ。

プロジェクトの中心となったのが、イギリスの食品基準庁（Food Standards Agency, FSA）だ。2006年、食品分野におけるイギリスの公衆衛生の維持を責務とするFSAは、パン、ケチャップ、ポテトチップス、チーズ、ソーセージなど85品目に4年間で減塩する目標値を設定して、食品メーカーに自主的な達成を促した。

中でも、食品基準庁がターゲットにしたのがパンだった。パンは食塩を大量に含む食品とされており、イギリス国民の塩分摂取源の実に18%が、パンによるものであることがわかった（図3－1参照）。これは、ベーコンやハムなどの食品と比べても高い数字で、単一の食品として最大の摂取源になっていた。そこで食品基準庁は、国内のパン製造業者に減塩を強く働きかけたのだ。

ところが、多くのメーカーはパンの塩分量を減らすことに懸念を示した。食塩の含有量を変えれば、パンの味も変わってしまうからである。減塩したことで売り上げが減ったらどうしてくれるのだという懸念が、協力の大きな障壁になっていた。

そこで、大きなきっかけとなったのがある提案だった。医学や栄養学を専門とする科学者たちによって組織されたCASH（Consensus Action on Salt and Health　塩と健康に関する国民会議）という団体が発した斬新な減塩方法だ。それは「減塩は、一気にするのではなく、ゆっくりと塩分を下げていこう」というもの。消費者に気づかれないよう、時間をかけて段階的に塩分を減らせば、売り上げを減らすことなく、味を変えられるという考えだった。

## 塩分はこっそり減らせばわからない

実は、CASHはこの提案を成功させるため、根拠となる研究結果を持っていた。まず2つのグループをつくり、それぞれ6週間パンを食べてもらった。片方は通常のパンを食べるグループ。もう一方は段階的に毎週5％ずつ減塩していったパンを食べるグループで、最終的には25％減塩したパンを食べることになる。もちろん被験者はそれを知らない。

この条件で、6週間後、味の違いについて感想を聞いたところ、塩分量が同じパンを食べたグループはもちろんのこと、段階的に25％まで減塩したパンを食べたグループも、なんと「味は変わらない」と答えたのだ。当時、CASHで減塩プロジェクトを進めたクレア・フェランドさんは、こう語る。

「研究結果から、人間はわずか6週間で薄味に慣れてしまうことが分かりました。私たちは、少しずつ減塩すれば誰も気づかず、消費者離れは起きないと考えたのです」

一見、繊細で鋭敏に思える人間の味覚は、意外と中長期的な味の変化には鈍感になる。こうした特性を利用して、塩分を消費者に気づかれないよう、こっそり減らしていけば減塩は可能とCASHは判断したのである。

この提案を受けて、大手パンメーカーでつくる業界団体が「それなら協力できる」と動き出した。これまで食塩の過剰摂取がもたらす健康被害に警鐘を鳴らしてきたCASHの粘り強い研究活動が、政府やメーカーを動かし、野心的な減塩プロジェクトが始動したのである。取り組みは、最初の年は2％の減塩から開始したものの、その後7年間かけて、最終的には塩分を20％まで減らすことに成功した。

実に大胆かつ慎重に進められた減塩プロジェクトだったが、それにしても、イギリス国

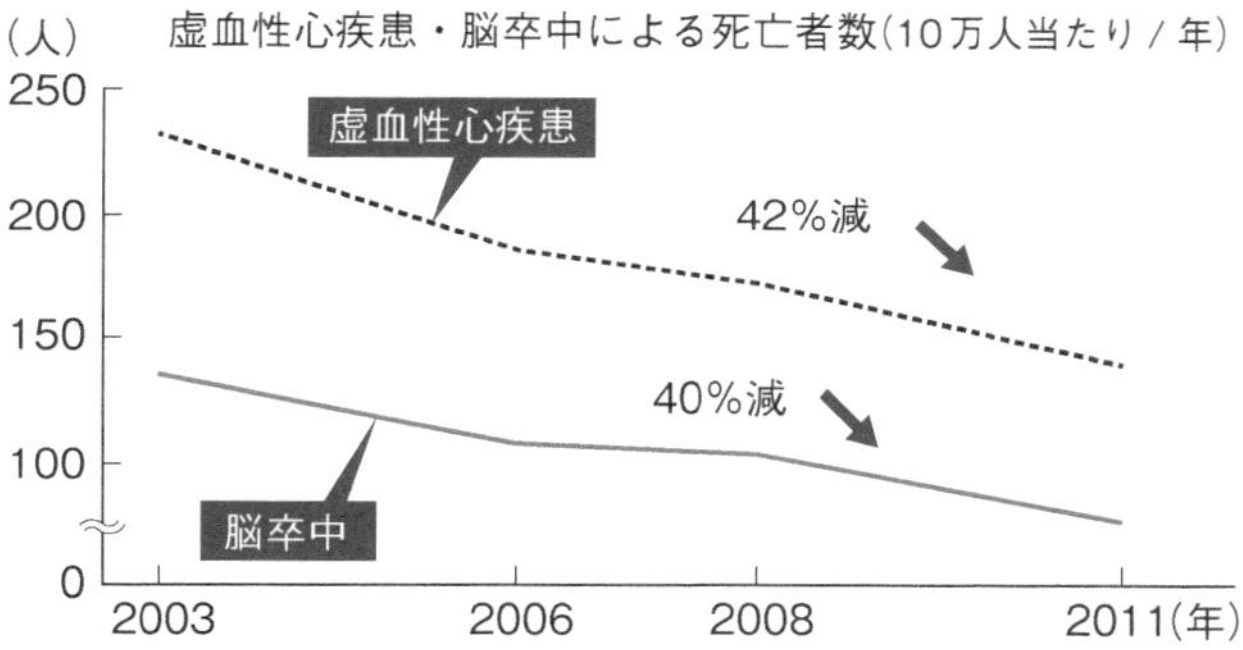


**図3－2　虚血性心疾患・脳卒中による死亡者数**
(Salt reduction in England from 2003 to 2011)

民は本当にパンが20%も減塩されたことに気がつかなかったのだろうか。番組では、減塩済みのパンを提供し続けてきたロンドン市内のベーカリーを訪ね、利用客にインタビューを試みた。出会ったのは、この店で昔からランチを食べているというマーク・サミュエルさんだ。

「私は7年前からここでお昼ご飯を食べているけど、パンの味が変わったことには、まったく気がつきませんでした。私の健康状態は良好ですよ。きっと、いろんな食品が減塩されているなんて、みんな気づいていないと思いますよ」

こうしたイギリス政府の国を挙げた減塩政策は、目覚ましい成果をあげている。2003年から8年間で、国民1人当たりの1日の塩分摂取量は1g以上も減少。虚血性心疾患や脳卒中の患者にいたっては実に4割も減少した（図3－2参照）。これによって、年間

15億ポンド（約2300億円）以上の医療費が削減できたとされている。

現在、イギリスでは、減塩プロジェクトの経験を活かして、砂糖の消費量を減らす試みが行われている。砂糖の摂取は虫歯の原因となるだけでなく、肥満にもつながるとされている。肥満は生活習慣病にも深く関わっているため、砂糖の消費量を減らすことができれば、医療費のさらなる削減ができると期待されているのだ。

### 崖っぷち足立区の挑戦

実は、日本でも大胆な「健康格差」対策で成果をあげている地域がある。東京都足立区だ。足立区では区を挙げた取り組みで、重い糖尿病患者の割合を減らし、同様の悩みを抱えている他の自治体からも注目を集めている。

足立区が「健康格差」対策に取り組むきっかけとなった衝撃的なデータがある。それは、足立区民の健康寿命は、男女とも東京都の平均より約2歳も短いというものだ。東京都平均の健康寿命は全国平均とほぼ同じなので、足立区民は全国平均より2歳も健康寿命が短いことになる。健康寿命とは「健康問題で日常活動が制限されずに生活できる期間」をさすが、荒川と中川に挟まれた庶民的なこの地域で、なぜ「健康格差」が生まれてしまったのか。

第1章でも説明したとおり「健康格差」を生む背景には、「雇用形態」や「所得」の格差が横たわっている。実際、足立区民の平均年収は東京23区で最も低い335万円となっていて、就学援助率は37％と全国平均の2・4倍に達している。足立区が区立小学校に在籍するすべての小学1年生とその保護者を対象に行った調査によると、

①世帯年収300万円未満
②生活必需品の非所有（子どもの生活において必要と思われる物品や5万円以上の貯金がない等）
③支払い困難経験あり（過去1年間に経済的理由でライフラインの支払いができなかった）

のいずれか一つに該当する「生活困難」の世帯が、4229世帯中1047世帯、率にして24・8％と、ほぼ4件に1件が生活困難世帯になっていることがわかった。

さらに調査では生活困難世帯の子どもは、それ以外の世帯に比べ、虫歯が5本以上ある割合が2倍。お菓子を自由に食べ、運動の習慣がほとんどない肥満傾向も目立つことや、親も重度の不安・抑うつ傾向があり、家族全体が健康問題を抱えていることもわかった。

所得や雇用の格差問題については、行政の努力だけでは解決することはできないが、健

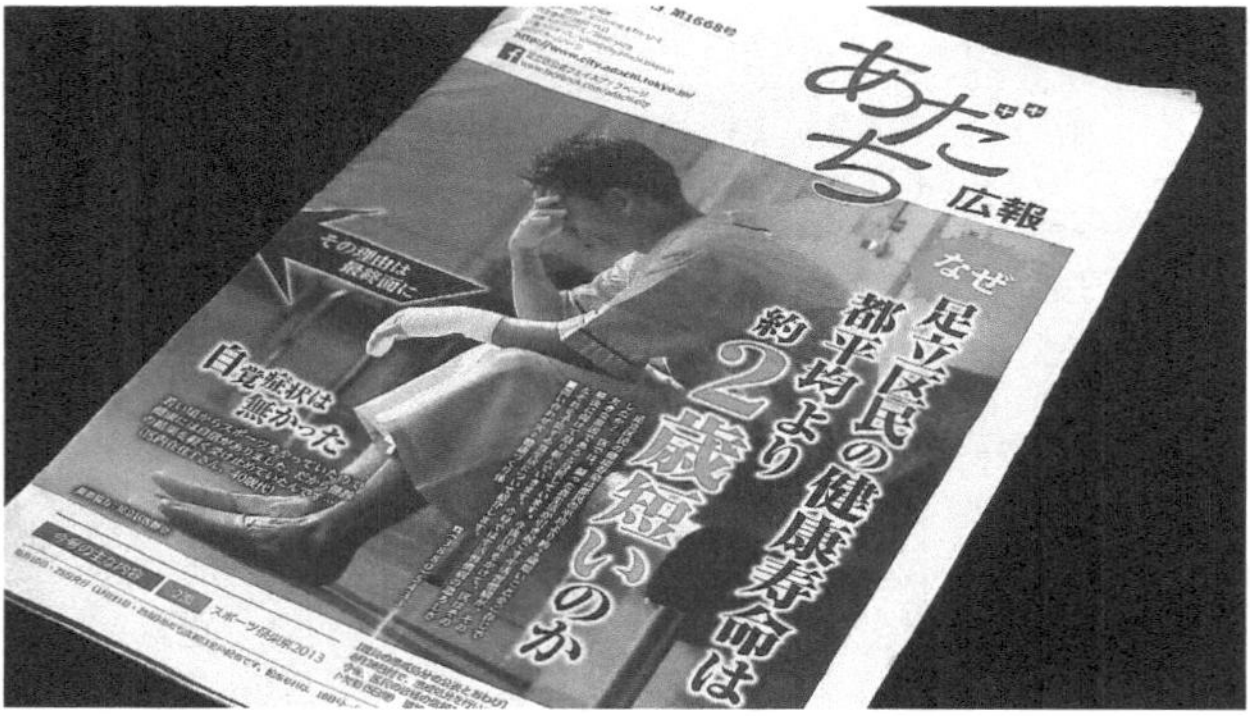
第1668号
あだち
広報
なぜ
足立区民の健康寿命は
都平均より
約2歳短いのか
その理由は
最終面に
自覚症状は
無かった
足立区が取り組む「健康格差」対策

康状態は行政の努力で改善できる範囲として、足立区では2001年頃から生活習慣病対策に本格的に乗り出した。特に、家庭においては親の健康状態や生活習慣が悪いことが、そのまま子どもに影響する「不健康の連鎖」が起きる可能性がある。親が精神的・肉体的に追い詰められれば、子どもの学力も育たない。足立区では、これまで治安や学力、貧困と対策を打ってきたが、それらすべての根本問題となっている「健康格差」問題に本格的に取り組もうと踏み込んだのである。

政策を実行する「アクションプラン」制定にあたって、過去10年間の足立区民の健康状態や意識調査を精査すると、次のような問題点が浮かびあがってきたという。

・足立区国民健康保険の医療費では「糖尿病」

「腎不全」が毎年上位にある。
・糖尿病の1人当たりの医療費が23区で最も多い。
・糖尿病の腎透析に至る割合が特別区・東京都を上回っている。
・健康無関心層が少なからず存在し、糖尿病が重症化するまで放置する傾向がある。

（足立区糖尿病対策アクションプランより引用）

以上の分析から、足立区では今後10年間、糖尿病対策に絞って集中的な対策をとることにした。

糖尿病は、高血圧や腎不全など多くの合併症を引き起こすだけでなく、腎不全などが重症化すると、人工透析など高額な治療が必要になる。また、就労不能になった低所得者層の多くは生活保護を受けざるを得なくなり、区が財政的な援助を続けることになる。また、若いときに重い糖尿病になってしまうと、将来にわたって発生する医療や介護費用も膨大になる。区民の糖尿病の悪化を放置しておけば、区の財政が将来的に逼迫するのは必至の状況だ。糖尿病対策は足立区にとって「待ったなし」の重点課題になった。

当初、足立区では国が提唱した施策に則《のっと》って、生活習慣病を対象にしたさまざまな対策を講じたが、総花的だったため、区民の健康状態はさほど改善しなかった。たとえば、糖尿病の予備群と思われる中高年を対象に、健診の呼びかけや生活指導などの対策を行ったが、効果はあまり上がらなかった。足立区・こころとからだの健康づくり課課長の馬場《ばば》優《ゆう》子《こ》さんは、こう打ち明ける。

「区の方から、皆さんに健診のお通知をいろいろと差し上げても、1回も来ていただけない方が多かったんです。健康寿命を延ばすには、そういった方が少しでも健康になれるような取り組みをしていかないといけないんですが……」

そこで足立区は大胆な手法を選択した。それが、節の冒頭に紹介した「足立区民の健康寿命は都平均より約2歳短い」というショッキングな調査結果を見出しにすえた広報紙を区民に配付したことだ。表紙には、見出しとともに、病院のベンチで頭を抱えている中年男性の姿が写っている。「自覚症状は無かった」との文言の横に、男性の独白が続く。

「若い頃からスポーツをやっていたので健康には自信がありました。だから健診の結果を軽く受け止めていたんです」(区内在住Tさん　40代)

そして、「足立区民の健康寿命は都民の平均より約2歳短いことをご存じでしたか？区では、偏った食生活が引き起こす生活習慣病が、その大きな原因であると分析しています。今後10年をかけて、区はその解決に向けて取り組んでいきます」と区の決意表明とも言える文章を掲載した。

## 「ベジ・ファースト」という食べ方

「健康寿命が都民の平均より約2歳短い」という情報は、足立区に「健康格差」が存在することを認めることになり、区のイメージ悪化につながりかねない情報である。しかし区は、この情報をあえて住民に伝えることで、危機感を共有してもらい、自発的な行動を促した。「不都合な真実」を明らかにし、そこから目を背けることなく区民全員に「健康格差」に向き合う道を選んで欲しいと促したのだ。

足立区の「健康格差」対策における一番の問題は、行政の声が届きにくい健康への関心が低い区民に健康になってもらうことだ。前出の馬場さんたちは、対策のアプローチを「行政の声がたとえ届かなくても、そうした人々が意識せずに健康的な生活を送れるようになること」に大転換し、政策のアイデアを出していった。

そのアイデアの一部には、これまでにないユニークなものも含まれている。例えば、区内すべての横断歩道を歩道橋にして、半ば〝強制的に〟歩数を増やしてもらおうといったものや、夜遅く食事やアルコールをとると体に脂肪がつきやすいため、区内すべての飲食店の営業を夜10時以降は禁止とするといったものだ。馬場さんは笑いながら述懐する。

「あくまでも頭の体操として出したアイデアで、もちろんこんなことは絶対にできません。もしできたとしてもお年寄りや夜勤の人など絶対に困る人が出てきてしまいます。こうしたアイデアを出し続ける中で、重要なポイントとして、絶対的に困る人はいないのに、皆が自然に健康になれる糖尿病対策はないか、という視点が見つかりました」

そこで馬場さんたちが目をつけたのは、足立区民の野菜摂取量を増やすことだった。平成26年2月に行った調査では、足立区民の1日当たり推定野菜摂取量は平均254g。これは国が示す目標摂取量に100g程度不足していた。これを一気に引き上げようと考えたのである。

「糖尿病」の中でも、生活習慣病とされる「2型糖尿病」は、カロリーの取り過ぎや運動不足が原因といわれている。栄養面のバランスの改善には野菜を多く摂取することが推奨されている。例えば野菜に含まれているカリウムは、食塩に含まれるナトリウムを排斥する効果があることから、塩分制限を必要とする高血圧の人にすすめられる。また、脂質異常症(高脂血症)やコレステロール値が高い人は、野菜の繊維をたくさん摂取することで、脂の吸収を抑えることができるなど、さまざまな面で野菜の効果がわかってきている。

くわえて、野菜を最初に食べれば血糖値の急激な上昇が抑えられるので、高血糖状態による血管の損傷を予防できることもわかっている。図3-3は、食事の前に「野菜」と

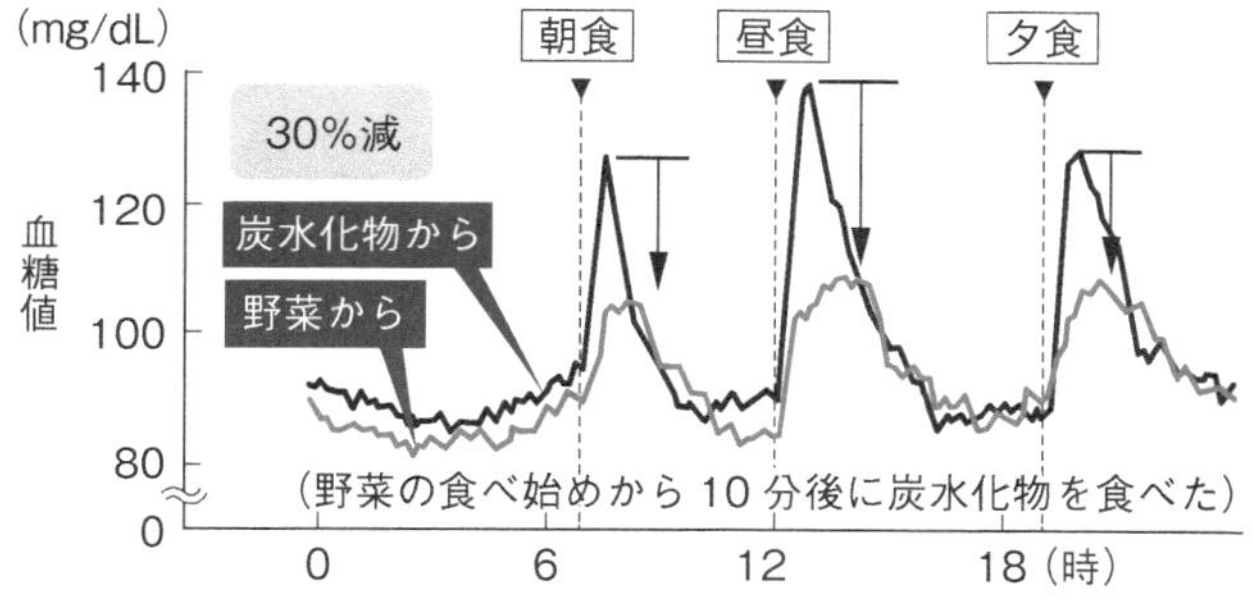


**図3-3　野菜・炭水化物の摂取と血糖値の変化**

京都女子大学教授今井佐恵子、梶山内科クリニック院長梶山静夫
(JCBN, 2014)

「炭水化物」をそれぞれとった場合の食後血糖値の変動を比較したグラフだ。炭水化物を先にとると、血糖値が急激に上昇するのに対して、同じ食事でも野菜を先にとると血糖値の上昇は、炭水化物の70%程度に止まる。野菜に含まれる食物繊維が、糖分の摂取を遅らせるのだ。研究を主導した京都女子大学教授で管理栄養士の今井《いまい》佐恵子《さえこ》さんによると、野菜を先に食べてから炭水化物をとるまでに少なくとも10分以上時間をおくことがポイントになるという。この方法は「ベジ・ファースト」と呼ばれ、気軽に実行できるため広く用いられている食べ方だ。

馬場さんはこうした事実に注目し、本人が気づかないうちに、野菜の摂取量を増やしてもらう作戦を始めた。その作戦の中核となるのが「野菜を食べる生活」にちなんだ「ベジタベライフ協力店制度」だ。これは、区内の飲食店や商業施設を対象に、野菜摂取を呼びかける区の活動に賛同する店を増やそうという試みだ。協力店舗数は、今年3月時点で608店。野菜を販売している青果店やスーパーマーケット、惣菜店、食前にミニサラダを提供しているレストランや居酒屋、ファミリーレストランなど、さまざまな業態の店舗が協力店に名を連ねている。協力店では、以前より野菜をより多くとることができたり、先に野菜を食べる「ベジ・ファースト」を実践している。馬場さんたち足立区役所の職員が、店舗を直接訪れ、一軒一軒協力店への登録を呼び掛けた。

### ベジタベライフ協力店の取り組み

ベジタベライフ協力店では、具体的にどのような活動をしているのか。番組では、協力店のひとつになっている焼鳥店を取材した。この店では客が席に着くとお通しとして、まず野菜を出すほか、一度に肉の串焼きと野菜の串焼きを注文した客には、必ず野菜の串焼きを先に出すことにしている。つまり「ベジ・ファースト」を、お客が気づかないうちに実践し、自然と野菜から食べてもらうという仕掛けになっている。

店を訪れたお客さんに実際に話を聞くと「野菜をなかなか食べる機会がなく、店で新鮮なものを食べられるっていうのは、非常に助かります」「野菜って出されれば食べるけど、自分からは積極的には食べようと思わないので、嬉しいです」とおおむね好評だ。

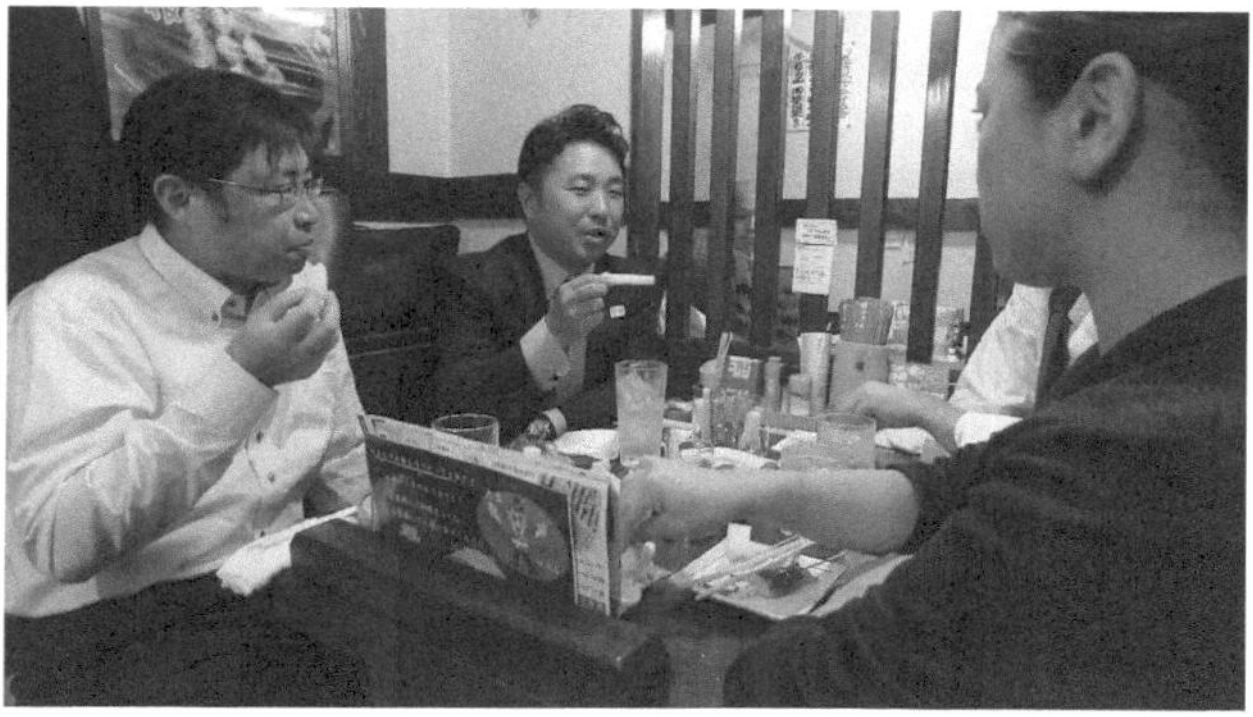

居酒屋で出た野菜を食べる客

この他、ベジタベライフに協力するスーパーマーケットでは、カレイのフライなど人気のお惣菜につける野菜を以前より30％増やしたり、定食屋では日替りランチに地場野菜を使ったメニューを登場させたり、蕎麦店でもサバのみそ煮にキャベツ・果物等を付け加えたり、居酒屋では、料金はそのままで今までの佃煮や肉を含んだお通しから野菜中心のお通しに変えたりと、地道な試みがあらゆる店舗で行われている。

「普段使う店をいつも通りに利用しているだけで、野菜の摂取量が自然と増えている。健康になりたいと思って選択したわけではないのに、誰もが自ずと知らない間に健康になれる仕組みを作ったということです」と馬場さんは語る。

こうした協力店には当然、区から補助金などの優遇措置があるように思われるかもしれないが、実は区からの補助は一切なく、足立区のホームページに、ベジタベライフ協力店として紹介されるだけだ。お堅い行政のホームページに店舗名が掲載されることで告知・宣伝になるという考えも浮かぶが、圧倒的なメリットはない。

しかし参加店を取材すると、どの店も「野菜を先に出すだけなら、ちょっとした工夫でできる」や「地元が健康な町になるなら協力したい」という声が多く、足立区民の健康改善に貢献しているという意識や、達成感を得ているところが多かった。「愛情のあるお節介」というと語弊があるかもしれないが、庶民的で昔から人情に厚い地域だからこそ取り組みが広がったのかもしれない。

さらに区では「ベジタベライフ協力店」を地元の飲食店だけでなく、大手のコンビニチェーンや牛丼チェーン店にも拡大する呼びかけを行なっている。これは働く人たちを中心に、スーパーで買い物をすることに馴染みがなかったり、地元の飲食店の営業時間中に家に帰れないといった人たちが多いことがわかったためだ。全国チェーン店は規模が大きいため取り扱う品やメニューが全国一律のことが多く、地域独自の取り組みに対応しにくいケースがあるが、馬場さんたちの説得で少しずつ実施し始めているという。

また、糖尿病予防のため、さらに踏み込んだ施策も用意している。足立区薬剤師会の独自事業として、糖尿病診断に使われるHbA1c（ヘモグロビン・エーワンシー）の検査を区内10

ヵ所でできるようにした。HbA1cは、赤血球の中で体内に酸素を運ぶ役目のヘモグロビンと、血液中のブドウ糖が結合したもので、糖尿病患者では血液中に顕著な増加が見られる。食事や飲酒、時間などによって変動する血糖値と異なり、HbA1cは濃度が安定しているため、HbA1cの値を調べれば、過去1〜2ヵ月の平均的な血糖値の状態を知ることができることから、糖尿病の診断に使われる。検査は簡単で、指先からごく少量の血液を採取し、数分で結果が判明する。足立区ではこの検査を、区民であれば500円払えば薬局の店頭で手軽に受けることができるようにした。

また検査は受けっぱなしではなく、丁寧なフォローも行われる。糖尿病が疑われる数値（HbA1c 6・5％以上）の人に対し、薬局では医療機関で受診するよう勧めるほか、本人の同意を得たうえで、実際に医療機関で受診したかどうか、薬局から後日、本人に確認するサービスも始めている。HbA1cの値が7％を超えると、糖尿病の合併症リスクが高まるといわれており、これを超えないようにすることが、重症化を防ぐうえで重要だと足立区では考えている。

### 子どもたちの食習慣改革

糖尿病対策として掲げる「ベジタベライフ」に次ぐ、2つ目の施策として足立区が目をつけたのは、子どもたちの食習慣の改善だ。区の調査では、野菜をあまりとらない家庭では、経済的な理由だけでなく、親がその必要性を強く感じていないことが分かった。そこで、子どものうちに野菜を食べる習慣を自然に身につけて欲しいと考えた。

区では、野菜の知識を自然に学ぶためのオリジナル「ベジタブル（野菜）カルタ」や「街の八百屋さんインタビュー」「管理栄養士が作った野菜を美味《おい》しく食べるためのレシピ集」など独自の教材を制作しているが、とりわけ徹底しているのが区立の全ての保育園で野菜を食べる日を設けていることだ。

保育園を取材すると、子どもたちが調理された野菜をただ食べるのではなく、自ら育て収穫した小松菜を自分たちで調理して食べるのだという。3時のおやつの時間を利用したこの料理体験に参加した。まず驚いたのが、園児本人に包丁を持たせて調理体験をさせていることだ。一部の先進的な私立幼稚園や保育園でこうした試みが行われていることは耳にしていたが、区立の保育園では珍しい光景だ。もちろん園児のそばでは保育士が見守るなどの配慮はあるものの、子どもたちは「料理は未知なる体験」とばかりに「早く食べたい！」「おなかすいた！」と興味津々で取り組んでいた。

この日の献立は、ホットプレートで炒めた小松菜と海苔の炒め物、鍋で炊いたご飯、出汁からとった小松菜の味噌汁。食べ始める前に保育士が声をかけると、園児たちは声をそ

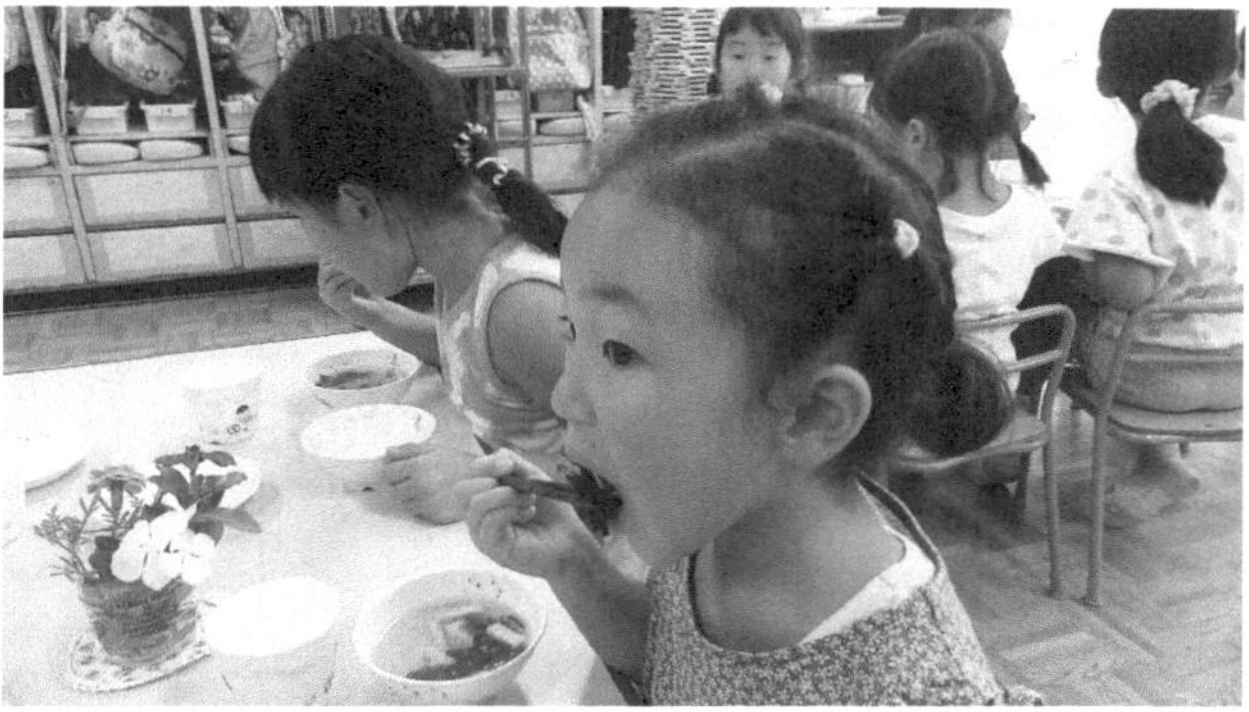

**子どもたちに野菜を食べる習慣づけを**

ろえて「いただきます。一口目は野菜から」と元気に挨拶。一斉に小松菜の炒め物から先に食べ始めた。これも幼い頃から「ベジ・ファースト」を習慣化させようという方針から生まれた取り組みだ。幼児期には野菜が苦手という子どもが多いと聞いていたが、「もう食べちゃったよ」と番組取材班に空っぽの器を嬉しそうに見せてくれる子どもたちの姿を目にして、教育の重要性を改めて実感させられた。

こうした取り組みには「将を射んと欲すれば、まず馬を射よ」の諺《ことわざ》のように、まず子どもを通じて親たちに野菜の美味しさを知ってもらうという狙いもある。実際に子どもが野菜好きになったことから、家庭でも野菜料理の頻度を増やしたという例も出ているという。またもう一つの狙いとして、子どもたち自身に野菜の調理方法を教えることで、たとえ親が作ってくれなくても、将来的には自力で野菜料理を作れるようになってもらおうという長期的な考えもある。

首都大学東京教授の阿部彩さんも、子どもの野菜摂取に関しては、行政の役割が大きいと語る。

「保育所の食事や、小中学校の給食というのは、行政が実際に子どもたちに食事を提供する機会です。子どもたちにとっては、それが1日3食のうちの1食になるわけです。そこで野菜が1品増えるということは非常に重要なことだと思いますし、全国の保育園や幼稚園、小中学校はもちろんのこと、できれば食の格差が大きくなる高校で給食や安価な食堂を行っていくべきだと考えます」

足立区は全国に広がる、子どもたちに格安で食事を提供する「こども食堂」が多い地域でもある。馬場さんは、自分自身で料理ができるようになるということは「社会を生き抜く術になる」と語っていた。家庭の経済状態が子どもの健康状態に影響を及ぼすことが懸念されている中、こうした足立区の先手を打った取り組みがより一層実を結ぶことを願いたい。

## 足立区が健康になる日

短い健康寿命を打開すべく、糖尿病予防に的を絞った現役世代向けの対策。そして貧困世帯の親と子どもに見られる健康状態への懸念。こうした「健康格差」の問題を、野菜摂取量を増やすことで解決できないかと考えた足立区の「ベジ・ファースト」「ベジタベライフ」運動。２０１３年から始まった政策は、わずか4年で、区民１人当たりの野菜摂取量を年間で5キロ増加させるという嬉しい結果を残しはじめている。これは、およそキャベツ５玉分に相当するもので、当然足立区内の野菜の流通量も増加したことになり、経済効果も上がっているという。

２０１３年に開始した足立区の「健康格差」解消を目指す取り組みは、10年間を目標に続いていく。糖尿病予防や医療費削減にどの程度貢献するかは現時点ではまだ判断できないが、取り組みが終わる２０２３年までに足立区全体が健康を取り戻すことを心より期待する。

## コラム　「健康を守る　食と生活の知恵」

「健康格差」を解消するために、今日からでも実践できる身近な方法はあるか。基本として「食事はバランスよく食べること」であり、ご飯や麺などの主食、肉や魚、卵などの主菜、野菜やきのこなどの副菜の3つを「主食1：主菜1：副菜2」の比率で、うまく組み合わせることが大事と、一般には言われている。しかし、こういった配慮ができない人はどうしたらいいか。管理栄養士の佐々木由樹さんに聞くと、3つのポイントを教えてくれた。

### 野菜不足を補う「秘策」

まず「野菜不足」を補う方法だ。野菜を避ける人の多くは、値段が高く足も早いことを理由にあげがちだ。こういった方たちにおすすめなのが冷凍野菜だ。冷凍野菜は価格が比較的安定しており、長持ちもする。特に仕事が忙しい家庭やひとり暮らしの方になると、帰宅時間がスーパーの営業時間に間に合わないことも考えられる。佐々木さんは「こういった方にこそ、買い置きできる冷凍野菜がおすすめ。冷凍でもいいので野菜を補って欲しい」と話している。

また、それでも野菜を買うことに支障がある場合は、食物繊維やビタミンDが豊富な「乾燥キクラゲ」を提案する、と佐々木さんは言う。スープなどに入れるだけで食べられるため、手軽で使い勝手がいい。「食物繊維が多いと腹もちもよくなるので、満腹感を得る意味でも、おすすめです」

## 塩分摂取量を減らす「習慣づけ」

次に「減塩」対策だ。厚労省の「国民健康・栄養調査」（平成27年）によると、成人の1日当たりの塩分平均摂取量は男性で11g、女性で9・2gとなっている。厚労省は、1日当たりの塩分摂取量を18歳以上の男性で8g、18歳以上の女性で7g以下にする目標を掲げており、1食当たりに換算すると、塩分摂取量の目安は2〜3gということになるが、達成は容易ではなく「日本人は塩分をとりすぎ」といわれる所以になっている。そこで注意したいのが、塩分を大量に含む汁物やインスタント食品だと佐々木さんは指摘する。

「特にカップラーメンは1食あたり5g近い食塩が含まれており、大盛サイズなどでは9g以上と、1食だけで厚労省の目標値をオーバーすることもあります。そこで塩分を多くとりがちな方は、カップ麺を食べるときは粉末用スープなどの調味料を半分に減らすことを勧めます。薄い味付けが嫌だという人は、汁を半分残すといいでしょう」

また食品には通常、標準栄養成分表が記載されているので、自分が食べようとする食品に塩分がどれだけ含まれているのか確認する習慣をつけるのもよいだろう。注意しなければならないのは、食品によって食塩相当量でなく、ナトリウムの含有量が表示されていることがある。一般にナトリウムの含有量を2・5倍したものが、食塩相当量になる。ナトリウムの含有量＝食塩相当量と勘違いしないよう注意したい。

**歯磨きが健康に意外な「効果」**

佐々木さんが最後に提案するのは、意外にも「歯磨き」だ。歯磨きは、さまざまな健康対策がある中で見落とされがちだが、とても重要な習慣だという。

特に、子どもや高齢者は、虫歯や歯周病、かぶせ物が取れるなど歯の状態が悪いことがきっかけとなり、食事を敬遠したり、咀嚼の回数が減ったりなど、栄養バランスも崩れることから、体調を壊すことにつながることがわかっている。毎日の心がけが、やはり侮れないということだ。

# 第4章　「健康格差」解消の鍵は？

第3章では、「健康格差」を解消するための国内外の取り組みを紹介した。共通する点は、健康リスクを抱えている人たちに限定した取り組みではなく、全体を巻き込んだ包括的な施策だった点にある。対象を限定しない「ゆるやか」な取り組みが、なぜこのような成果をあげることができるのか。本章では「健康格差」対策の成否の鍵を握る3つの可能性について掘り下げて考えてみたい。1つ目が「ポピュレーション・アプローチ」。2つ目が「ソーシャル・キャピタル」。そして、3つ目が「楽しい仕掛け」である。

## ハイリスク・アプローチの限界

健康へのリスクが高い人たちを選び出し、その人たちに重点的に施策を講じる手法を予防医学の専門用語で「ハイリスク・アプローチ」と呼ぶ。くだけた言い方をすれば「狙い撃ち」である。この手法は、合理的かつ効率的なものとして、かつて結核などの伝染病対策で高い効果をあげた。「健康格差」対策でも、健康を害しやすい層にターゲットを絞って取り組めるのではないかと考えがちだが、千葉大学教授の近藤克則さんは、この手法は「健康格差」対策では「うまく機能しない」と分析する。

それは、どうしてか。近藤さんは国が主導した「メタボ対策」を例に「ハイリスク・アプローチ」の限界を指し示す。メタボリックシンドローム（内臓脂肪症候群）は、高血糖、高血圧、脂質異常症の3つのうち、2つが重なったものを指す。高血糖、高血圧、脂質異常症はそれぞれが独立した症状だが、このうち2つが重なると動脈硬化が著しく進行し、心臓病、糖尿病、脳卒中など様々な生活習慣病の発症リスクを高めるとされている。2008年にWHO（世界保健機関）が診断基準を発表したことを受けて、日本でもいわゆる「メタボ対策」として、特定健康診断が実施され、メタボ該当者やその予備群に対して、血液検査やお腹の周径を巻き尺で測り、内臓に脂肪を蓄積した肥満者に対して、生活習慣の改善を促す施策が取られた。ところが「メタボ対策」の成果は芳しくなかった。国が取り組む「21世紀における国民健康づくり運動」（健康日本21）では、2000年から2010年までの10ヵ年の数値目標を掲げたが、メタボ対策においては「メタボリックシンドロームを認知している国民の割合の増加」という目標こそ達成したものの、肝心の「メタボリックシンドロームの該当者や予備群の減少、高脂血症の減少」は「（スタート時点と）変わらない」という評価に終わってしまった。

なぜうまく機能しなかったのか。近藤さんは「ハイリスク・アプローチ」が有効であるには、次の4条件を満たす必要があると分析している。

①リスクが特定の比較的少数の者に限ってみられる

②ハイリスク者を診断する方法が確立している
③長期間にわたり有効な予防あるいは治療法も確立している
④それがほとんどのハイリスク者に対して現実に提供できる

近藤さんは語る。

「かつて結核などの感染症対策では、この4条件がほぼ満たされていました。結核のリスクがある人はツベルクリン反応強陽性者に限られていましたし、診断方法や治療法も確立されていた。それを結核のリスクがある人に対して確実に提供できました。ところが、『メタボ対策』ではそうはいかなかった。メタボのリスクがある人の数は、当時2000万人超（平成19年国民健康・栄養調査）と言われ、極めて多数でしたし、治療法も確立されていませんでした。世界の研究論文を網羅的に集めたシステマティックレビューでは、一般集団を対象とする健康指導の効果は短期的なものに止まり、長期間にわたり健康状態を維持するための指導法は確立されていないんです。しかもメタボの診断基準にすら疑義を唱えている人がいたほどですから、4条件がそろっていなかった。厚生労働省には、結核の時の成功体験があるから、メタボ対策もこの戦略で押さえ込めると考えたのでしょうが、これでは対策が上手くいかないのは無理もありませんでした」

## ポピュレーション・アプローチの可能性

「ハイリスク・アプローチ」だけでは機能しないとすれば、いかなる追加対策を講じればいいのか。今、予防医学の分野で最も高い支持を得ているのが「ポピュレーション・アプローチ」という考え方だ。これは、対象を健康へのリスクが高い人（ハイリスク集団）だけに限定するのではなく、広く一般的に健康状態がいい人を含む大勢（一般集団）を対象とするものだ。リスクの高い「個人」を狙い撃ちするのではなく、一般的な人を取り巻く「環境」や「原因の原因」そのものを狙い撃ちすることで、結果として全体の健康度を改善しようという意図がある。

第3章で紹介した足立区の糖尿病予防対策「ベジタベライフ」は、糖尿病患者だけではなく、区民全体の健康度を高めようという狙いで取り組まれた。その結果として、糖尿病患者だけでなく、区民全体の野菜摂取量が増えたという。「ポピュレーション・アプローチ」の典型的成功例といえるだろう。

「メタボ対策で用いられたハイリスク・アプローチは、病気の原因になる生活習慣に直接介入する、ある意味わかりやすい手法です。これに対してポピュレーション・アプローチでは、人がなぜ不健康な行動をとってしまうのか、まずその『原因の原因』を探ることから始めます。『原因の原因』が特定できたら、それを取り除いたり減らしたりすることによって不健康な行動を減らす取り組みです。これは一見、遠回りなやり方に捉えられがちですが、いわば『川下』で起きている現象だけに目を奪われることなく『川上』で起きていることに着目し、より根源的に『元を断つ』戦略といえます。また、集団全体に働きかけるポピュレーション・アプローチは、一人ひとりへの影響は小さいように見えますが、対象となる集団が極めて大きいため、働きかけが有効となる人の数も多くなり、結果的に大きな成果を挙げることができるんです」

「ポピュレーション・アプローチ」は、個人に負担をかけるのではなく、社会の環境そのものを変えることにより、より多くの人々が健康的な生活ができるようにする取り組みである。具体的にいえば、公共空間や職場での禁煙、タバコ代の値上げ、給食や社員食堂などでのヘルシーメニューの提供などがあげられる。

## ポピュレーション・アプローチ先進国　イギリス

こうした「ポピュレーション・アプローチ」に、いち早く国をあげて取り組んでいるのが第3章でも取り上げたイギリスだ。イギリスは1人当たり塩分摂取量を8年間で15%減少させて、高血圧を危険因子とする虚血性心疾患と脳卒中の10万人当たり死亡者数も4割削減した。これらの改善により、イギリス全体で年間約２３００億円の医療費を節約したといわれている。背景には１９８０年からの20年間で国民全体の肥満が3倍に増えたことがある。１９９８年には女性の21％、男性の17％が肥満で、過体重を加えると、女性の半分以上、男性の3分の2がこれに該当した。このまま肥満を放置すれば、将来的な生活習慣病患者の急増を招き、医療費が膨らみ、財政を圧迫しかねないという危機感があった。

第3章では、製パン会社の協力を取り付け、パンに含まれる食塩摂取量を減らした話を紹介したが、減塩プロジェクトに協力したのは製パン業界だけではない。食品基準局は当時、パンだけでなく、チーズ、バター、ケチャップ、ポテトチップスなど85品目の食品について塩分量の目標値を設定、メーカーに自主的な達成を求めたところ、スタート時点で25社が協力を表明し、その後も有力企業が次々に名乗りをあげて、4年間で76社まで取り組みが広がっていった。

イギリスではさらに肥満対策として、ジャンクフードのテレビＣＭを規制することにも踏み込んでいる。ジャンクフードは、カロリーや脂肪分、糖分、塩分が多く、ビタミン類などの栄養素が少ない商品で、スナック菓子や清涼飲料水、ハンバーガーなどがこれに該当する。こうした露骨とも捉えられる国の介入に対しては、「国家が国民の健康をコントロールしているのではないか」といった批判的な意見もあるものの、国民が負担を強いられることなく、自然に健康状態が改善される効果が期待できるため、イギリスではおおむね好意的に捉えられている。

イギリスでは、こうした国を挙げた「健康格差」への取り組みが実を結び始めている。社会的困窮者が住む地域と富裕層が住む地域における平均寿命の差が縮まっているのだ。1999年から2003年では差が6・9年あったのに対し、2006年から2010年では、その差が4・4年にまで縮まったという結果が出ている。

日本でも、こうした国家レベルでの「ポピュレーション・アプローチ」の取り組みが求められるところだが、依然として活動は自治体や地域レベルに留まっている。その「胎動」と言える取り組みを紹介したい。

**地域包括ケア「幸手《さって》プロジェクト」**

高齢者を対象にした「健康格差」対策で「ポピュレーション・アプローチ」を導入し、先進的事例として注目されているのが、埼玉県北東部にある幸手市と杉戸町で展開されている「幸手プロジェクト」である。幸手市は、人口5万2000人の市で、江戸時代から日光御成《おなり》街道と日光街道（奥州街道）の合流点に位置する宿場町として栄えてきた。高度成長期に、市内に大規模な工業団地がつくられ、移住してきたファミリー世代で賑わってきたが、働き盛りだった世代がそのまま高齢化した結果、住民の高齢化率が年々高まっており、今後急増する後期高齢者や要介護者への対策が喫緊の課題となっている。こうした問題は、大都市郊外の自治体が抱える共通の課題である。

幸手市では、以前から人口に対する医師の数が全国最低レベルに止まっている。手をこまねいていれば、団塊の世代が全員後期高齢者になる2025年には、医療や介護施設がパンクするのは目に見えていた。

「このままでは立ち行かなくなる」——地域の拠点病院、東埼玉総合病院の医師で経営企画室室長の中野《なかの》智紀《ともき》さんは、現状に危機感を覚え、近隣のかかりつけ医や総合病院とネットワークを構築し、患者のカルテを共有。患者がどの病院を受診しても、必要な情報が入手できるようにした。

ここまでの取り組みはよくあることだが、「幸手プロジェクト」はさらに一歩先に進んでいる。中野さんらは、高齢者が病状を悪化させ重症化してから病院に来るのを防ごうと、事前に病院自らが地域に出向く取り組みを行っている。それが移動式の保健室「暮らしの保健室」サービスだ。運営は、地元自治体や医師会から委託を受ける在宅医療機関「菜の花」が業務を請け負う仕組みで実現した。

「暮らしの保健室」は、お年寄りが普段から集まる場所を探し出し、ケアマネジャーの資格を持つ看護師が直接出向き、医療や介護が必要な人がいないか確認して回っている。運営側が特定の場所を指定し、そこに足を運んでもらうのではなく、自分たちから出向く。こうした一見、面倒なことをするのは、普段はあまり病院を訪れることのない高齢者や、病院や検査を避けたがる高齢者に、気軽に病院とつながりを持ってもらいたいという狙いがある。その際、参加者に対象年齢を設けたり、病気の症状を限定することはしない「ポピュレーション・アプローチ」の手法を用いている。2017年度、地域の35ヵ所で開催された「暮らしの保健室」には約2700人の住民が参加した。のべ相談件数は183件で、このうち医療機関を紹介したのは約4割の72人。「暮らしの保健室」がなければ、こうした高齢者が重症化するまで放置された可能性が高いと中野さんたちは考えている。

「幸手プロジェクト」では、こうした「暮らしの保健室」で培った地域とのつながりを高めようと、高齢者向けイベントを開催するようになった。「しあわせすぎキャバレー」と題されたこの自主開催イベント。ネーミングがユニークなこの取り組みは、一体どんな狙いがあるのか会場を取材した。

昔懐かしいキャバレーを模した会場では、赤いドレスを着た歌手やバニーガールの耳飾りをつけた女性が、高齢者の横に座って親しげに歓談する。普通のキャバレーと違うの

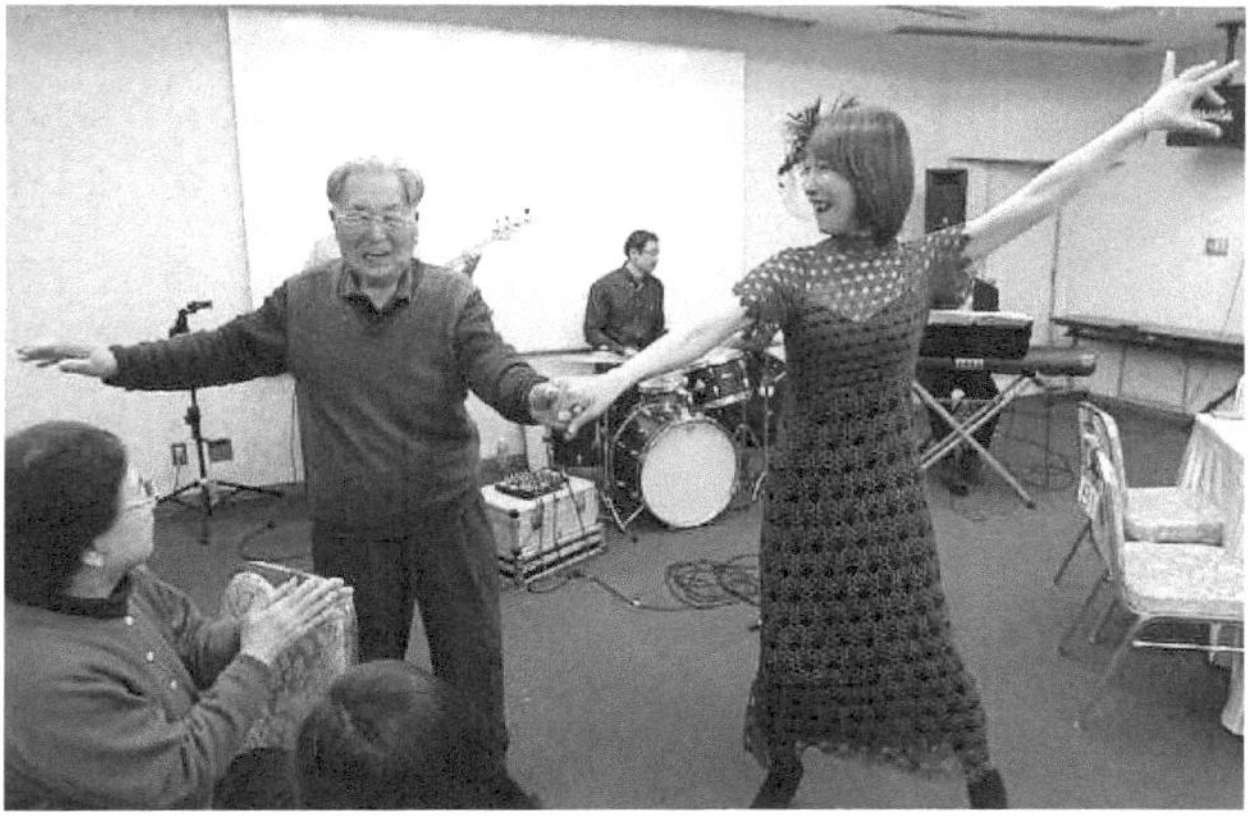
埼玉県幸手市の「しあわせすぎキャバレー」

は、テーブルに並んでいるのが、アルコールや乾き物ではなく、とろみつきのドリンクに誤嚥をおこさないように加工された嚥下食である点だ。しばらく歓談が続いた後、ジャズシンガーの赤いドレスの女性が参加者の前に立ち、「私、認知症専門の病院でずっと作業療法士として働いているんですけど……」とカミングアウトした。実は会場にいるホステスは、看護師、介護福祉士、作業療法士などの医療・看護のプロフェッショナルだ。古きキャバレーを模したイベント形式にしたのは、地域社会では孤立しがちな男性たちに興味を持ってもらうためだという。イベントでは先ほどのジャズシンガー兼作業療法士が、介護予防のための体操を実演しだした。

「必ず手を上げるときは掌を内側にしてくだ

さい、外にすると肩をいためちゃうから」

このイベントの狙いは、介護予防という目的を前面に押し出すのではなく、キャバレーという楽しい仕掛けを前面に出し、多くのお年寄りに参加してもらうことにある。会場には、認知症介護や高齢者医療のプロが参加しているので、何らかの措置が必要と思われる高齢者には、治療や医療機関への来院をそれとなく促すこともできる。もちろん、このイベントでも「ポピュレーション・アプローチ」の手法を用いて、参加者を認知症やその予備群の方などと限定することはしない。「しあわせすぎキャバレー」を企画した小泉圭司《こいずみけいじ》さんは、こう説明する。

「特定の高齢者ではなく、すべての高齢者を対象にすると、閉じこもりがちな高齢者の方も参加しやすくなります。こうした仕掛けをしていくことによって、地域の高齢者を誰かしらの目に触れさせようという狙いです。こうした取り組みが、高齢者の皆さんの身にいざ何かあった時に、速やかに専門職の方につなげられるようなきっかけになると考えています」

「幸手プロジェクト」を主導する中野さんは、こうした普段からの「さりげない対応」こそが、今後の超高齢社会に重要になってくると指摘する。

「たとえば『認知症』という、ある病気だけをクローズアップしてしまうと、高齢者の方々にとっては、やっぱり怖いものであったり、何か得体の知れないものだったりして身構えてしまうわけです。医療や介護は、もっと頭を使って、その地域の方々が馴染むような形で入っていかなきゃいけない。『しあわせすぎキャバレー』のように、さりげない日常会話から解決の糸口が出てくるのが、ひとつの自然な方法なのかなと考えています」

## 「ソーシャル・キャピタル」で世界が注目する愛知県武豊《たけとよ》町

「幸手プロジェクト」は、地域のコミュニティの力を活用し、小規模ながらも「ポピュレーション・アプローチ」の手法を導入している点が活動の成功につながった。近年、こうした地域住民どうしの「つながり」を作ることが「健康格差」の解消にも有効であることが様々な調査で明らかになりつつある。公衆衛生学では、地域における個人や組織間の結束、信頼、助け合いの規範の度合いなどを「ソーシャル・キャピタル」（社会関係資本）と定義している。人と人とのつながりや、人の絆こそが社会的資源であるという考え方だ。日本は古くから地域コミュニティの基盤があり、住民相互の「つながりの力」が強固だと言われてきた。こうした「つながり」や「絆」は時に「しがらみ」を生み出すこともあり、煩《わずら》わしい面もあるが、未曾有《みぞう》の超高齢社会の到来を前にして、これを有効に活用しようという気運が世界で高まっている。

戦後、核家族化が進み、子育て世代の都会への流出が進んだことから、地域の「つながりの力」が弱体化しつつある日本社会。本来であれば、こうした地域住民のつながりは自然に生まれるもので、国や自治体が介入するものではないが、行政がきっかけを提供する形で「ソーシャル・キャピタル」の再構築を進める取り組みが全国各地で行われている。

その中で、世界からも注目されているのが、愛知県武豊町で行われている介護予防プロジェクト「憩《いこ》いのサロン」である。愛知県武豊町は、知多半島のほぼ中心にある人口4万3000の町だ。武豊町では、2007年から町の介護予防施策として、高齢者が集い、楽しみ、交流できる「憩いのサロン」を開設する取り組みを行ってきた。その結果、サロンに参加した人たちの要介護認定率が半減したという実に驚くべき結果を残したのである。

武豊町の高齢化率（総人口に対して65歳以上の高齢者人口が占める割合）は2015年時点で23・4％と高い。WHOや国連の定義では、高齢化率が21％を超えた社会を「超高齢社会」とするが、武豊町はどっぷりと「超高齢社会」に突入した先進地区である。町の危機感も強く、早くから介護予防対策に取り組んできた。

「憩いのサロン」の参加費は、菓子代のわずか100円。おしゃべりや体操で健康増進を図るのが目的だが、実は同じような取り組みは全国にいくらでもある。他の自治体との

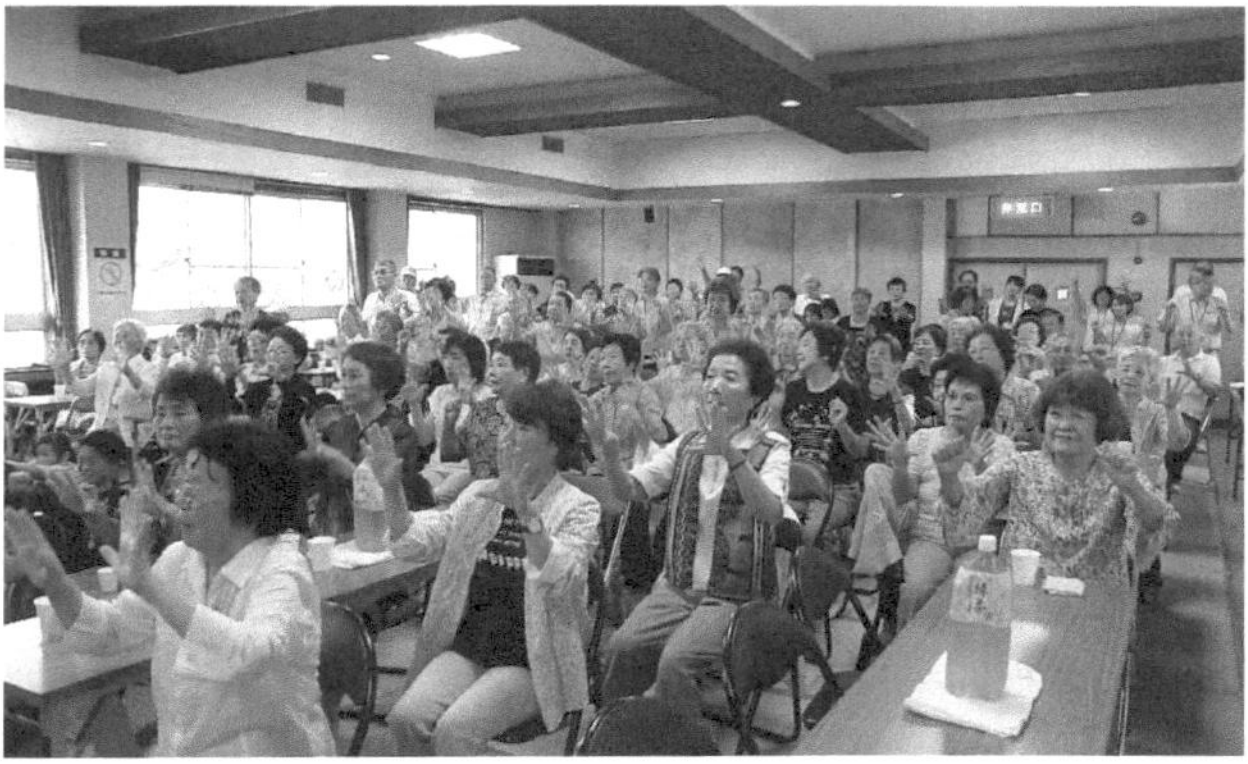

愛知県武豊町の「憩いのサロン」

大きな違いは、要介護リスクの高い高齢者の参加率が高いことにある。「憩いのサロン」には、ひとり暮らしや閉じこもりがちなど、もともと要介護になるリスクの高い人たちが多く足を運んでいる。その割合は、全国の介護予防教室などと比べて、2・5倍にもなる。さらに、健康診断の受診に消極的になりがちな、教育年数が短い人や低所得の高齢者の参加率が高いこともわかっている。普段、こうしたイベントに参加しないとされる高リスク者が、なぜこれほどまでに集まるのだろうか。

実は「憩いのサロン」も最初から活動が順調だったわけではなく、様々な試行錯誤を積み重ねて集客のノウハウを培ってきた。当初、武豊町も健診結果などから要介護になるリスクの高い人を見つけ、職員が「健康教室に参加してください」と高齢者一人一人に働きかけていた。いわゆる「ハイリスク・アプローチ」の手法だ。しかし、こうした呼びかけは高齢者にとっては逆効果だった。高齢者からは「余計なお世話だ」「どうして行かなければならないのか」「自分はまだまだ大丈夫！」と猛反発を招いてしまったという。武豊町で保健師を務める小林美紀《こばやしみき》さんは、こう反省する。

「高齢者の方に『もうすぐあなたは、寝たきりになるかもしれない、介護保険が必要になるかもしれないから』っていう誘い方をしていたんですね。でも、そんな誘われ方では、サロンに行く気になりません。誘われる立場に立ってみれば、不安を煽られているだけです。そこで要介護になるリスクの高い方に限定することをやめて、健康な高齢者の人たちにも門戸を広げて『自分から行きたい』と思っていただけるような工夫を凝らしました」

武豊町では、「ポピュレーション・アプローチ」の手法を導入し、まず参加者の対象を広げるとともに、サロンを開催する場所の配置も戦略的に行った。ポイントは高齢者が住んでいる家の近くに、たくさんつくること。単純に地区全体で割る方法ではなく、高齢者が多い地域に重点的にサロンをつくり、ほとんどの人が徒歩15分以内で通えるようにしたのである。さらに呼びかけにも「人と人とのつながり」を最大限利用した。比較的元気な高齢者には、まずボランティアスタッフとして声をかけ、参加と運営の一部を任せる協力を呼びかけた。募集の説明会では、研究結果として「ボランティアなどに参加している高齢者ほど要介護状態になりにくい」というデータも紹介し、50～60人を集めることに成功した。こうして集まった大量のボランティアを母集団として、その人たちのつながりを駆使して、ひとり暮らしや閉じこもりがちな高齢者たちに参加を呼びかけたところ、参加者が芋づる式に増えていったという。

町内でひとり暮らしをしている河西元子《かわにしもとこ》さん（77歳）もボランティア経験者だ。河西さんの趣味は、家でひとりテレビゲームをすることだったが、「憩いのサロン」の会計係になるのを勧められたのが通うきっかけだったという。

「サロンでね、コーヒー飲んでお茶菓子食べて、みんなとしゃべって、すっきりして帰ってくるんですよ。会計のお手伝いもするから働くし、健康にもいいと思うわ」

こうした「ソーシャル・キャピタル」を最大限活かした「憩いのサロン」の取り組みは功を奏し、2015年度には11ヵ所で年間190回開催、ボランティア登録者数は282人、のべ参加者は1万2636人、実人数でみても町の高齢者のおよそ1割にのぼる。2016年5月には13ヵ所目となるサロンが開設されるまでになった。

また介護予防効果という意味でも「憩いのサロン」は絶大な効果を発揮している。2007年から2012年までの5年間に「憩いのサロン」に参加した高齢者のデータを詳細に分析したところ、サロンに参加した人の要介護率は7・7%で、参加しなかった人たちの14%に比べて半分程度に抑えることができ、認知症のリスクについても、3割も抑制されたことがわかった。

費用対効果の面でも成果が出ている。武豊町は「憩いのサロン」の事業費に、年間630万円を投入しているが、その効果によって年間1500万円程度の介護給付費が削減できたと試算している。

このように、人のつながりを活かした、幅広い層への働きかけは、高リスク者だけを選別した手厚い健康指導よりもはるかに大きな成果を生む可能性があることを武豊プロジェクトは教えてくれる。

## 「仕掛け」が「健康格差」克服の可能性を高める

「健康格差」を解消するための具体的な対策を検討する上で、ボトルネックになるのが「所得が低い人は生活に余裕がなく、健康に気を配ることができない」ことだ。不健康な生活を送っている方々に対して、「塩分の取りすぎに注意」「甘いものはほどほどに」「野菜食中心の食生活を」「適度な運動を心掛けよう」と、いくら呼びかけても効果は出ない。実は、こうした健康に気を配ることができるのは、もともと健康問題に関心があり、健康意識が高い層ばかりであり、健康な人はより健康になる一方、そうでない人はどんどん不健康になるという、むしろ「健康格差」が拡大する方向に向かってしまう。

こうした対策のジレンマを乗り越えるため、イギリスや足立区に代表されるような新たな政策の流れや、「ポピュレーション・アプローチ」や「ソーシャル・キャピタル」といった公衆衛生学で培われた手法を駆使する取り組みを紹介してきた。共通するのは、個人の心掛けや努力を促したり、個人のモラルに訴えるのではなく、普通に生活しているだけで健康になる、むしろ何もしなくても健康になったり、不健康にならない環境を自然に作るという考えだ。

ここからは、いわば「仕掛け」の力を利用して「健康格差」を解消しようというアプローチで参考になる、世界各国の取り組みを紹介する。

①生鮮食品を買いやすく！　アメリカ

アメリカ・ニューヨークでは、貧困地域に進出する生鮮食品店を税優遇し、新鮮な野菜をなるべく安く手に入れられるようにする政策を打ち出している。ＦＲＥＳＨ（健康支援のための食品小売拡大策）と呼ばれるこの取り組みは、生鮮食料品を買える店が少なく、肥満や糖尿病の率が高い貧困地域を対象に、スーパーマーケットが出店・改装・拡張を行う場合、税を優遇するなどの支援をする政策だ。条件として、販売スペースの半分以上で自宅調理を想定した食料品を扱うこと、また3割以上で野菜、肉、魚、乳製品などの生ものを扱うことがあるが、これまでに20ほどの店がこの制度を利用している。FRESHを運用するニューヨーク経済開発公社が、対象店の利用客に実施した2015年2月の調査では、9割以上が「以前より新鮮な商品を買いやすくなった」、8割が「スーパーが開店したことで以前よりも果物と野菜を買っている」と答えたという。

ニューヨークは、世界中の有名シェフが店を並べ、腕を競うレストランの聖地だ。美食家たちが集まる一方で、貧困地域では生鮮食料品を手に入れられないことで健康問題が引き起こされている。こうしたアメリカの格差社会を象徴するような光景は、社会の分断を助長しかねない。政策の持続的な取り組みと効果に期待したいところだ。

②スクワットで地下鉄乗車券をゲット　メキシコ

メキシコでは、スクワットをわずか10回するだけで、地下鉄乗車券が無料でもらえる仕組みを導入している。首都メキシコシティでは、政府が地下鉄やバスの主要駅30ヵ所に専用の機械を設置した。センサーで動きを感知し、画面で回数がカウントされる。回数が増えるたびに、「毎日最低30分は歩きましょう」といったアドバイスが表示され、10回こなすと乗車券が画面の下から出てくる。また係員から先着8万人に無料で万歩計を提供するというキャンペーンも行った。取り組みを導入した狙いはメキシコ人の肥満改善だ。メキシコの肥満は32%（２０１２年）とＯＥＣＤ加盟国ではアメリカに次ぐ水準で深刻化している。この状況を改善すべく、「運動すればタダになる」という仕掛けを取り入れたという。

トウモロコシ、豆、唐辛子の３つを基本とするメキシコ料理は、２０１０年に食文化として世界無形文化遺産に登録されている。そんな世界に評価される伝統料理を持つ国の人々には、是非とも健康的であってほしいものだ。

### ③政策に「仕掛ける」力が必要

こうした「仕掛け」の力を「健康格差」対策のアプローチとして、積極的に取り入れるべきと考えているのが、東京大学大学院准教授の近藤尚己《こんどうなおき》さんだ。近藤さんは特に、企業のマーケティング手法には、商品に無関心な消費者に興味を持たせる力があり、その手法を「健康格差」対策に応用したいと考えている。その思いを強くさせたのが、健康食品をジャンクフードのようなパッケージで販売したアメリカの例だ。

２０１０年、「ジャンクフードのように食べよう！」というキャッチコピーを冠した野菜食品が、アメリカで話題になった。中に入っているのは「ベビーキャロット」という、ニンジンを一口サイズにあらかじめカットしたものだが、パッケージがまるで、ポテトチップスが入っているかのようなデザインだったのだ。「ベビーキャロット」は、日本ではあまり知られていないが、アメリカでは家庭料理に使われたり、ディップにつけて、そのまま食べる人もいる。こうした野菜食品をジャンクフードに見立てる斬新な試みに取り組んだのは、食品メーカー「ボルトハウス・ファームズ」社だ。ニンジンの販売では、全米2大企業のひとつとされている。当時売り上げが伸び悩んでいた同社は、打開策を見つけられずにいた。そこへCEO（最高経営責任者）としてやってきたのが、コカ・コーラの幹部だったジェフリー・ダンさん。ダンさんのもと、新たなマーケティング戦略として打ち出されたのが「ジャンクフード化」だった。ダンさんは、メディアに対し、「ソフトドリンクやスナック菓子のメーカーがするような、直感に訴えるキャンペーンをしたかった」と語っている。

「ベビーキャロット」は同年9月、一部地域で先行的に販売されると、売り上げは前年比1割増に転じた。さらに、2つの高校に「ベビーキャロット」の自動販売機を設置し、1袋50セント（約50円）で販売すると、わずか1週間で80〜90パックが売れた。さらにこの話題を聞きつけた多くの学校が、同社に問い合わせてきたという。

この出来事は、「ボルトハウス・ファームズ」社にとっては、売り上げを伸ばすためのマーケティング戦略にすぎないが、近藤さんは、健康に無関心な層をいかに巻き込むかという面で、大変参考になる事例だと評価する。

「健康食品を売る際に『ビタミン豊富』『栄養たっぷり』などと健康面の良さを訴えても、反応するのは、健康に意識が高い人たちばかり。圧倒的多数に届けるには、むしろ『おいしい、楽しい、大好き』といったメッセージを伝えなければならないと気づかされました」

近藤さんは自省を込めて、従来の「健康格差」対策は、「運動をしよう、野菜を食べよう」といった知識啓発や、健康へのリスクが高い人向けの個別指導に終始しがちだったと話す。しかしそこに、このようなマーケティング手法を取り入れることで、これまでとは違った効果的なアプローチができると考えている。

「人を動かすノウハウを山ほど持つ産業界と、公衆衛生の研究者、そして行政の三者がこれまで以上に連携することが必要です。企業は、魅力的なパッケージで製品を包み、『20％増量！』といった販売促進キャンペーンを行い、商品のブランドイメージと合わせて、消費者が思わず買いたくなる仕掛けを作っています。企業は製品が売れなければ経営に響くわけですから、たいへんな努力をしている。その叡智を政策にも活用することで、「健康格差」を解消する政策や公的サービス、商品を作るべきだと考えます。消費者に無意識のうちに選んでもらう『仕掛け』。これが鍵だと思います」

④これまでの「健診」を変える。「セルフ健康チェック」の可能性

「健康格差」解消に、あの手この手の「仕掛け」が求められる中で、悩みの種となっているのが、健康診断の受診率だ。健康診断は、自分の健康状態を検査することで、現状に気づき、食事や運動、病院での受診などの行動を通じて、生活習慣を見直したり、健康について考える大きなきっかけだ。本人はもとより企業にとっては従業員、自治体にとっては住民の状態を把握するためにも、必要な手続きだが、健康に無関心な層や、健康のために時間や費用を割く余裕がない人たちの受診率は伸び悩んでいる。成人男女で1年間に1回も健康診断を受けていない人たちはなんと3600万人にものぼっている。その多くが専業主婦や自営業者、非正規雇用者などだ。こうした「健診弱者」とも言うべき人たちが、少しでも健康診断に足を運び、自分の健康状態を把握し、早期対応や病気の予防に力を入れてくれれば、自身の健康だけでなく、国の医療費も抑制されることになる。

こうした中、どのようにしたら健康診断に足を運んでもらえるか。注目の取り組みを行っている企業がある。「セルフ健康チェック」という健康診断サービスを行っている「ケ

アプロ」だ。

「セルフ健康チェック」は500円から血液検査を受けることができるのが強みだ。例えば、血糖値は500円、貧血などを判別するヘモグロビン量検査は3000円、脂質セット3000円、肝機能セット3500円などとなっている。また、血液以外では、骨密度1000円、血管年齢500円、肺年齢500円となっており、結果はその場で数分でわかる。また、保険証や予約は不要で、誰でも気軽に好きな時に安価で健康診断を受けることができるのが魅力だ。

利用者の多くは、子育て中の主婦や病院に行く時間がない自営業者、フリーター、非正規雇用者、無保険者など、健康診断を1年以上受けていない「健診弱者」ばかり。検査をしてその場で異常がわかったことから、そのまま病院へ直行する人もいたという。こうしたサービスがあれば、病院で健診を受ける時間がない非正規雇用者や、定年後に会社の特定健診の対象から外れた高齢者にとっても有効だ。健診さえ受けていれば、重症になっていなかったかもしれない人たちや、健診を受けるべき人が受けていない現状を考えると、「健康格差」を解消する鍵となる画期的なサービスとも考えることができる。

「ケアプロ」創業者で社長を務める川添高志《かわぞえたかし》さん（35歳）が「セルフ健康チェック」を立ち上げたきっかけは、慶應義塾大学看護医療学部時代に視察で訪れたアメリカのスーパーマーケットで「ミニッツ・クリニック」という簡易な健康診断サービスと治療をセットにした店舗を目にしたことだった。

「医師が常駐するのではなく『ナース・プラクティショナー』と呼ばれる医療行為もできる看護師の資格を持つ人が、最低限の診断と治療を、短時間で、通常の病院よりも安価に行うんです。アメリカでは医療費が非常に高く、病院に行くことを避ける人も無保険者も多いですから『病院に行くほどではないが、ちょっと診てもらいたい』というニーズを捉えた事業というわけです。これは面白い、と思って、そういうことが日本でもできないかと考えるようになりました」

川添さんの事業への思いを一層強くさせたのが、帰国後、東京大学病院に勤務した時だった。病院で直面したのは、早く病気が見つかっていれば重症化を防ぐことができた糖尿病患者だった。「どうして健康診断を受けなかったのですか」と尋ねると、患者たちは口々に「機会がなかった」「仕事が休めなかった」「お金がかかる」「いきなり病院の健康診断だと怖い」と答えたという。川添さんは、病院の患者たちに、ワンコインで健診できるサービスを必ず立ち上げると約束し、病院を退職。2007年冬に、大学時代から貯めていた1000万円を起業資金に「ケアプロ」を立ち上げた。

「セルフ健康チェック」の立ち上げから9年。サービスは、累計42万人もの人が利用するまでに成長した。最近では、パチンコ店や競艇・競輪場、住宅展示場、ショッピングセンターなどに出張店を出すことも増えている。これは「健診弱者」が普段どこにいるか、健康診断を受けていなさそうな人たちはどこにいるか、知恵を絞った結果だ。特にパチンコ店の駐車場で行ったケースでは、多くの人に「セルフ健康チェック」に参加してもらおうと、看護師のコスチュームを着た若い女性を配置し、呼びかけを行ったところ、無職の人の受診率が男女ともに上昇したという興味深い結果も得られた。

「健康診断には、アクセシビリティという考えがもっと必要だと考えています。参加者に来てもらうものではなく、参加者のいるところに出向くという発想が行政側にもっとあっていいのではないかと考えています。健康を届けに行っているんだという姿勢です。

行政の役割には、邪魔しないこと、後押しすること、マッチングの3つがあると思いますが、こと健診に関しては、マッチングがもっとも大切です。健康に無関心な人や健康のことを考える余裕のない人は、どこにいるか、どうすればアプローチできるか。マッチングに徹底的にこだわることが、健康診断の受診率をあげることにつながりますし、『健康格差』を解消できる大きな手法になるのではないかと考えています」

「セルフ健康チェック」の出張店は、これまでに全国1500ヵ所以上で開催され、2017年9月には、東京23区で最も高齢化率が高いとされる北区と共同でイベントを開催するなど、自治体との共同事業にも乗り出している。また、2015年からは、経済発展とともに生活習慣病が急増しているインドでも、「セルフ健康チェック」を始めるなど、取り組みは国境を越えて広がっている。

「健康格差」を解消するためには、生活者が健康に接する、ありとあらゆる局面で「仕掛け」を大胆に変えていく必要がある。

### ⑤「ポケモンGO」の可能性

番組の収録では、評論家の宇野常寛《うのつねひろ》さんからも「仕掛け」についての提案があった。それは、ゲームの魅力を存分に駆使して、健康に結びつけるというアイデアだ。散歩が趣味という宇野さんは、スマートフォン向けゲームアプリ「イングレス」に夢中だという。「イングレス」とは、スマートフォンのGPS機能を使ったオンライン位置情報ゲームだ。現実世界を実際に移動して行う「陣取り合戦」で、現実世界とゲームを融合した新感覚のもので、世界200の国と地域で、累計2000万回以上ダウンロードされる大ヒットとなっている。

このゲームを開発したのは、アメリカのIT企業「グーグル」の社内ベンチャー「ナイアンティック」社。この会社の名前を聞いて、ピンときた方もいるかもしれないが、あの

「ポケモンGO」を開発・制作したゲーム会社だ。「ナイアンティック」社は「イングレス」で培った、現実世界を巻き込んだ「陣取り合戦」の構造を応用し、「ポケモンGO」を企画開発。日本でも、2016年7月にリリースされると、瞬く間に社会現象となった。「ポケモンGO」は、2017年6月現在、世界200の国と地域で、累計7億5000万ダウンロードを突破する天文学的なヒットゲームアプリとなっている。宇野さんは、これらのゲームを開発したデザイナーの哲学に、健康に無関心な層や、配慮できない層へのアプローチの可能性が隠れていると考えている。

「僕が散歩を好きになったのは、イングレスの影響が大きかったですね。名所旧跡を回っては、陣取り合戦する遊びにハマっているんですね。世界中が青軍と緑軍に分かれて戦うという。今、この瞬間も世界のどこかで戦っているんですよ。その同時感とかが好きで。ちなみに、僕は青軍なんですけども（笑）。このゲームを開発したデザイナーは『このゲームの目的は人を外に出すことだ。歩かせることだ』って言っているんですね。なので、健康になるために国家的プロジェクトを立ち上げて取り組むという真っ向勝負も大いに結構なんですけれども、それとは違う方法で、僕ら一人一人が民間の立場からもうちょっと、健康に生きられる未来を作っていくことはできるのではないかということで、イングレスやポケモンGOのような知恵をマーケットのレベルで作っていくことって大事だと思うんですよ。人間の動機として、何かしろとか何かをすると正しいって言われても、あまり強いモチベーションにつながらないと思います。そうではなくて、野菜を食べるとおいしいよ、とか運動をすると面白いよという文化で巻き返すことが大事だと考えています」

人が物事に取り組んだり、継続させたりする要因のひとつに「うれしい」「楽しい」「好き」という直感的な感情がある。そうした感情を自然に起こさせるような体験と健康のための活動を結びつけることができれば、国や行政が音頭を取らなくても、人は好き好んで自ら健康になっていくのではないかと考える宇野さん。「健康格差」対策への政策は、うれしいこと、お得なこと、などとセットで、「仕掛け」そのものを再設計していく必要があるのではないだろうか。

## 「ナッジ」自然に健康を選ぶ仕掛け

ここまで「ポピュレーション・アプローチ」や「ソーシャル・キャピタル」、そして「仕掛け」の可能性を探ってきたが、通底するのは従来の「啓蒙」や「啓発」といった政策の手法が限界に達しているということだろう。むしろ、健康への意識を変えて欲しいと呼びかけるより、健康への意識を変えようが、変えなかろうが自然と健康になれる仕組みを作った方が、明らかに効果的ではなかろうか。

こうしたアプローチは、実は経済学の分野でも注目されている。経済学に心理学を応用した「行動経済学」のパイオニアであるアメリカ・シカゴ大学のリチャード・セイラー教授は、人々が経済活動を行う上で、誰かにしつこく言われるよりも、肘で軽く突くよう小さく誘導された時の方がいい結果を出すという理論を実証している。これは「ナッジ(nudge＝肘で軽く突く)」と言われるもので、規制や強制ではなく、本人が自発的に自分の利益になる選択をうながす仕組みや仕掛けとして、企業のマーケティングに応用されるだけでなく、イギリスやアメリカを中心に、政府の政策を効果的に高める手法としても注目されている。

奇しくも今年、この「ナッジ」を提唱したリチャード・セイラー教授が、スウェーデン王立科学アカデミーが選定する２０１７年のノーベル経済学賞を受賞。社会を良く変える方法として「行動経済学」が、いま最も注目される研究として、世界的評価を浴びた。「ナッジ」に代表される行動経済学の知見を「健康格差」対策でもこれまで以上に応用し、実践していくことが求められるだろう。

本章でも触れてきたアメリカの生鮮食品を買いやすくする政策や、メキシコの肥満改善策、ジャンクフードのようなパッケージで健康食品を販売するアイデア、ワンコインから始められる「セルフ健康チェック」、そして「ポケモンGO」の健康への可能性などを、もっともっと健康政策に導入していくべきだ。

個人の自己管理に訴えるのではなく、知らず知らずのうちに健康になる環境を国や行政が作るという視点は、健康政策の大転換かもしれない。しかし、対策にこれまでにないアプローチが求められる現状を考えれば、大変賢く、全面展開すべき手法なのではないかと考える。

# 第5章　白熱討論！　「健康格差」は自己責任か

「健康格差」の問題を議論する際に、必ず出てくる問題がある。それが「自己責任論」だ。「健康管理は個人の責任において行うべきもので、不摂生がたたって健康を害した人たちのことまで、国や行政が面倒を見る必要はない」と考える人は根強く多い。

番組でも、取材の方向性や内容を決めるため、事前に視聴者にアンケートを行ったところ「健康管理は自己責任だ」という声が多数寄せられた。実際、番組の放送中、ツイッターに寄せられた投稿に目を通しても「健康になるための努力をしないで文句ばかり言っている。そういう人の面倒まで税金でみる必要はない」とか「自己管理をせず、不摂生な生活をしてきた報い。健康を害しても仕方ない」など、突き放した意見も多く見られた。

確かに、健康は食生活やライフスタイルなど、個人の努力に任せられている部分が多く、自助努力で改善できる余地があるのは事実だ。しかし「健康格差」を個人の問題として放置できるのか、本当に切り捨ててしまっていいのだろうか。本章では、番組内でも白熱した議論が展開された、時には「炎上」しかねない「健康」と「自己責任」をめぐる問題をいま一度じっくり考えてみたい。

## 「健康＝自己責任論」の背景

ＮＨＫスペシャル「私たちのこれから」では、番組のテーマに合わせて毎回さまざまな立場の専門家や文化人、タレント、市民の皆さんをスタジオに招いて、VTRなどを皮切りに徹底的に議論していただいている。特に市民の方々については、全国のあらゆる視聴者を想定している。今回は、番組が行ったアンケートに回答していただいた方や、取材で出会った方などを中心に「健康格差」について関心の高い20代から70代までの幅広い世代の方に集まっていただいた。立場も、シングルマザー、管理栄養士、非正規・派遣労働者、正社員、自治体職員、中小企業経営者、学生、年金生活者など多岐にわたっている。

スタジオの討論は、3時間半にわたる白熱したものになったが、やはり最も盛り上がったのが、「健康」と「自己責任」をめぐる議論だった。意見は「自己責任で解決すべき派」と「社会の問題として考えるべき派」で真っ二つに分かれた。

まず「自己責任派」の意見から紹介したい。

「健康は自分のことだし、他人に任せることはできない。非正規の方でもちょっと食事を気にすれば、自炊をすることで健康的に生活できる道はあると思うので、僕はあくまでも自己責任かなと思います」（23歳・大学生）

「私は、いま2歳と4歳の娘がいるんですけど、やっぱり親の責任が大きいと思います。例えば、街中にコンビニが多いじゃないですか。食べたい時にコンビニに行けば、すぐに欲しいものが手に入ってしまいますよね。でも、やっぱりそこは親の責任で止めなき

ゃいけない。私は（健康管理は）自己責任かなと思います」（33歳・主婦）

また、この問題に関心が高い方としてお越しいただいた俳優の風間《かざま》トオルさんも、自己責任派だ。実は、風間さんは5歳のころ、両親が離婚。のちに父親が失踪し祖父母のもとで育てられた。著書『ビンボー魂』（中央公論新社）には、小学校時代「学校が休みになる＝学校給食にありつけない」や「中でも空腹との長く厳しい闘いが強いられる夏休みをどうやって凌《しの》ぐかが大問題」と書かれている。そんな時、風間さんは家の前の公園に生えている、草やタンポポやアサガオを食べたりして飢えをしのいだ壮絶な体験をされている。

「国の力を借りるのは最後の最後じゃないでしょうか。国が一律で何かすることでもないですし、個人が自分で努力して解決することじゃないでしょうか。僕なんかも子どもの時、貧困というか、お金がなくて、公園の草とか食べて飢えを凌いでいました。草の匂いをかいだり、口に入れながら、『これはいける』『これはいけない』って判断していました。そうやって努力して空腹を満腹にしてきた。だから、高齢になって動けなくなった時に初めて、国の力を借りることが許されるのかなって思いますけどね……」

こうした意見に対して「社会問題派」として、自らの経験を語ってくれたのが、外食中心の食生活で体調を崩してしまったという、非正規雇用として働く54歳の女性だ。

「私は母親が栄養関係の学校を出ていましたので、子どものころから、きちんと食育されていたんです。だから私自身は、食べるものに関しては自分でコントロールできるという自信があったんです。でも、夏の暑い中の仕事で、本当に疲労の極致までいってしまいました。家にたどり着いて、布団もやっとの思いで敷いて、シャワーを震えながら浴びて部屋に戻ったらもう食べる力がないんです。いすに座るより先に寝床に転がり込む。で、めいっぱい眠る。この歳になると、それしか体力が残っていないんですよ。翌朝起きると、さすがにお腹がすいているので、近所の牛丼屋さんに駆け込む。そんな生活が毎日続きました。きちんとした食事をとらなければいけない、という意識はあっても、それができなくなる環境や状況というのは、現実にあるということをわかってほしいです」

財政の観点から社会保障を研究している慶應義塾大学教授の井手英策《いでえいさく》さんは、バブル崩壊後、国民の所得水準がジリジリと落ちていることが「健康＝自己責任」という論を加速させていると考えている。井手さんが提示したのは、世帯所得の推移だ。厚労省が調査した「国民生活基礎調査の概況　平成16～26年」によると、平成6年に664・2万円あった世帯所得が、平成26年には541・9万円にまで落ち込んでいることがわかる。つまり、世帯所得はこの20年間で2割程度落ちているのだ（図5－1参照）。仮に、世帯所得が平成6年の水準から落ちなかったとしたら、どうだろう。平成6年の世帯所得から、平成7年～平成26年までの各年代の世帯所得を引いた合計を足し合わせると、なんと1577

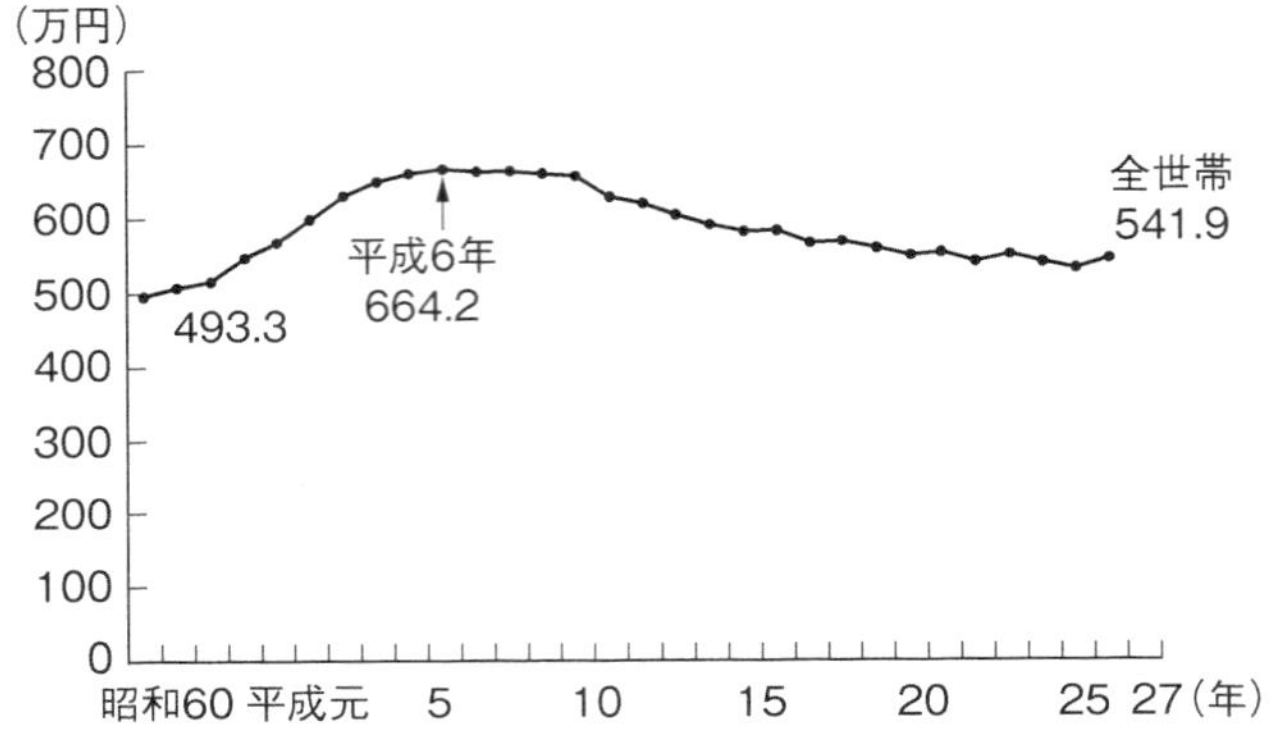


**図5－1　世帯所得の推移**

万9000円になる。つまり、世帯所得の水準が落ちなければ、国民は20年間で1500万円も貯金ができていたとも考えられるのだ。

井手さんは、高度経済成長期に確立した企業の正社員、終身雇用、年功序列制がもたらしたとされる「分厚い中間層」が、雇用環境の激変によって崩壊し、ジリジリと下流化し、中間層そのものが貧しくなる中で、国民すべてが自身の生活を保つことで精一杯になっている状況があると指摘。その中で、皆頑張って、生活習慣に気をつけて健康を一定以上保っているのに、それができないのは、本人の努力が足りず、甘えているからではないかと考える人が多くなっていると読みとく。さらに、その上で「結局、健康を自己管理できた、できなかったっていうのは、結果的に病気になったか、ならなかったかですよね。病気にならなかったからといって、自己管理に成功したかどうかは証明不可能ではありませんか？自己責任論を声高に唱える人にとっては、病気になった人は、きっと『悪い人』だったって、きっとどっかで思っていらっしゃる。でも、本当は『病気になった人』は『困っている人』ですよね。これは、『自己責任と言った人がおかしい』と言いたいのではなくて、どうして僕たちは困っている人を見て、悪い人だと思ってしまうのだろう……と。本当の社会問題というのは、ここにあるような気がします」と、安易な自己責任論を展開するのは、社会の本質を見誤ると鋭く指摘した。

## 自己責任論にみる社会の歪《ゆが》み

評論家の宇野常寛さんも「健康格差」を解消することが、長期的にみれば国民の利益につながると主張する立場をとっている。その上で、自己責任論で事を済まそうとする日本社会の歪みに、強い違和感を抱いている。

「『健康格差』の問題を俯瞰的に見れば、現在の日本は、自己管理できるぐらいの時間的・経済的余裕があって、かつ意識の高い人以外は健康を維持できない社会になっているってことですよね。そうすると、医療費なんて無限に高騰していって、国家は滅びますよ。それでいいんですかって話ですよね。それを回避する方法は2つしかなくて、自己責

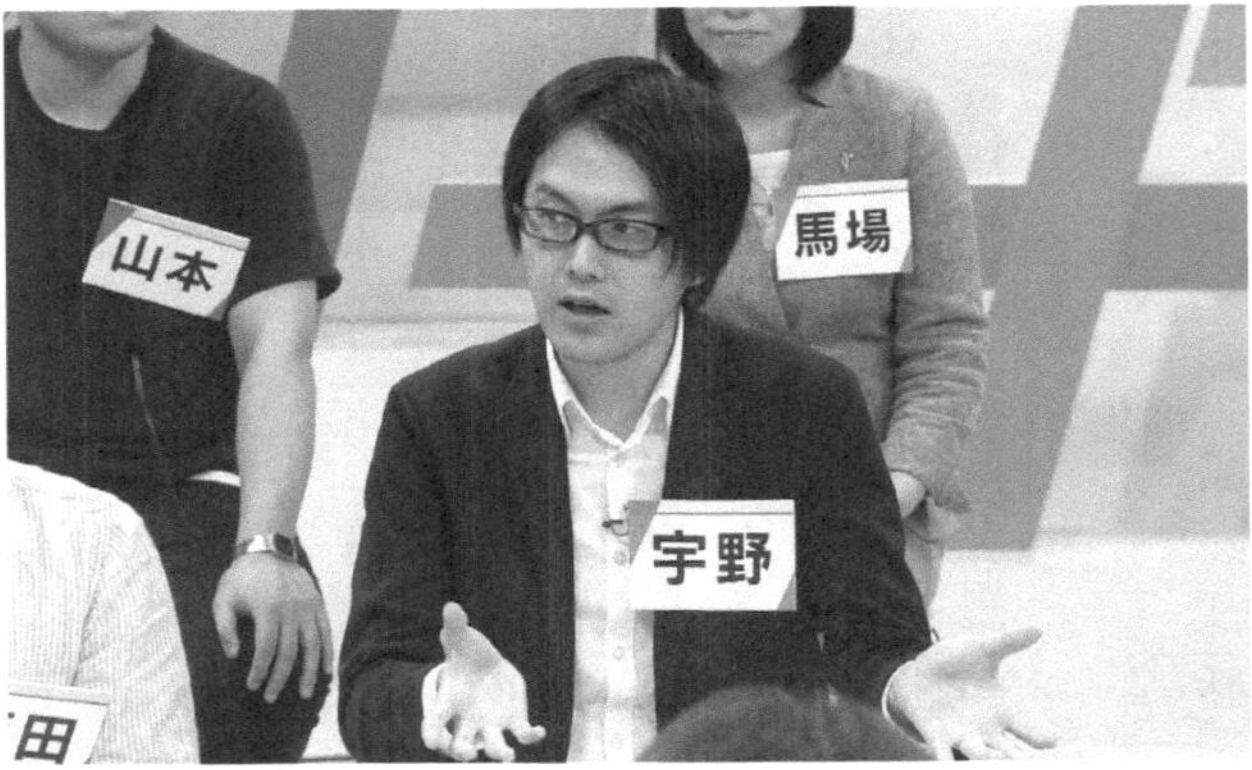

評論家　宇野常寛氏

任だって言って、本当にみんな切り捨てちゃうか、それとも、そうじゃない世の中にするほうがいいのか。僕、答えは明らかだと思うんですよ、はっきり言って。自己責任とかおっしゃる人たちに言いたいのは、いつ自分が弱者に転がり落ちるかわからないじゃないですかということです。いま自分は健康で裕福だから健康管理できている、と思うかもしれないですけど、ちょっと不幸があったりしたら、どうなるかわからないじゃないですか」

こうした宇野さんの意見に、真っ先に異議を唱えた市民がいた。「自己責任」論を支持する70代の自営業の男性だ。男性は、57歳のときに勤めていた商社が倒産、訪問マッサージ業に転職したのをきっかけに不摂生だった生活を見直し、メタボリックシンドロームを解消した経験を持つ。どんな状況でも「人間は強い意志を持てば、自己管理ができる」というのが信条だ。

「宇野さん、そんなこと言っているんじゃないですよ。申し訳ないけども、極端なことを言って全体を見てもらったら困る。自分で管理できる部分は、自分でやればいいんであって。セーフティーネットというのは、極端な部分に対する対応ですよね。普通の人は当てはまらないケースですよ」

この反論に宇野さんは、すかさず発言した。

「でも、僕は国家とか社会っていうのは、サイコロ振って変な目が出ても、ちゃんと生きていけるためにあると思うんですよ。極端なケースに対応するのが国家の役目ですよ。違いますか？　じゃないと、社会保障とか意味ない気がするんですけどね。僕は間違っていますか？」

この2人のやりとりに割って入ったのが、芥川賞作家の平野《ひらの》啓一郎《けいいちろう》さんだった。議論は、「自己責任」論を生み出す社会そのものを問うことに発展していった。

「やっぱり、百パーセントこういう生活していたら病気になります、ってわかっているわけじゃない。結局のところ、病気のリスクって確率論でしかないんですよ。だから、しっかり健康管理している人が病気になることもあれば、病気にならないこともあるわけです。宇野さんがおっしゃったことはその通りで、財政的な問題が、いまどんどん社会の人

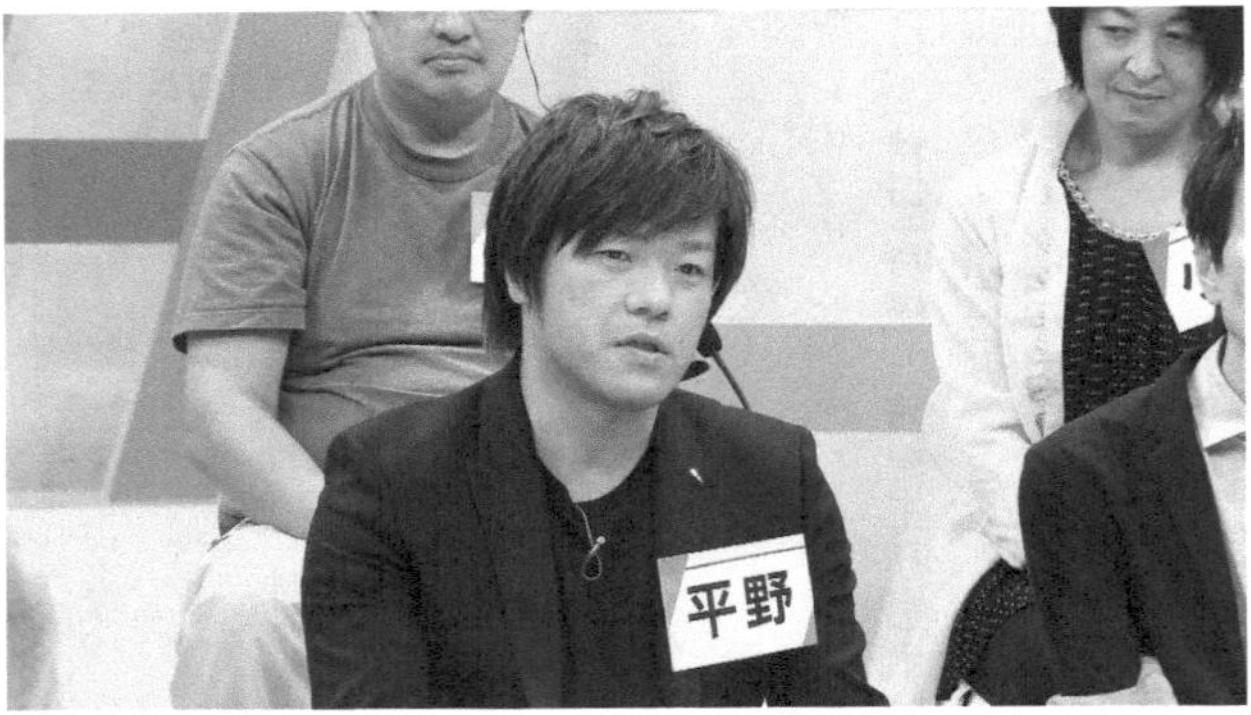

小説家　平野啓一郎氏

心を荒廃させているというか、人に対するとげとげしさを増してきている感じがするんです。従来は、病気になったあとに病院に行ってケアを受けるっていうのが医療だったけど、結局、財政の問題もあって今は予防に関心が移ってきている。こうした状況で、国が成人病を「生活習慣病」としたわけです。生活習慣と言われたら、健康＝自己責任と考える人が多くなるのも不思議はありません。しかし、生活習慣病は自己管理に努めていれば、百パーセント予防できるというのは事実ではない。

健康を自己管理していくにも、何を食べ、何を食べないとか、毎日ウォーキングするとか、いろいろやらなきゃいけないことが多いし、コストもかかる。結構ストレスたまりますよね。そうすると、僕が恐れているのは結局、真面目に自己管理をやった人たちは、自己管理ができていない人たちに対して

『自己責任』ということで、余計に厳しく当たってしまうようになるんじゃないかということです」

宇野さんの発言をきっかけに巻き起こったこの議論は、医療財政が膨張を続ける中で、社会保障に対する負担と再分配の不公平感が「健康＝自己責任論」の根源にあることを浮き彫りにした。

病気になるリスクを下げようと努力し、健康を維持した人と、病気の原因が不摂生にあったのに、多額の医療費を使う人がいるという現実。健康管理をしっかりやってきた人も、医師の指摘を受けても受診しなかったり、薬をきちんと飲まなかったりした人も、同じ自己負担で治療を受けられるのはおかしいのではないかという不満。一方、どんなに自分の健康の意識が高くて、生活改善したいと思っても、非正規雇用労働者には十分な時間がとれない現実も確実に横たわっている。「健康格差」の現実は、日本社会の歪みを表す一つの象徴になりつつある。

## 健康は、どこまで自己責任か

「健康＝自己責任論」をきっかけに、どう支え合うかを巡って世論が分断しかねない日本社会。そもそも、健康はどこまで自己責任でコントロールできるものなのだろうか。個人が百パーセント自己管理できるものなのだろうかという視点から、今一度、考え直す必要がある。

たとえば、塩分摂取の9割は、加工食品や外食由来である。もともと商品に塩分が含まれてしまっていることから、いくら塩分を控えようと思っても避けようがないことなどがある。放送プロデューサーのデーブ・スペクターさんは、食品の包装に添付された成分表示「フードラベル」の問題を例に、消費者だけで自己管理することの難しさを語る。

『健康格差』を解消するためには、自己責任だけでは絶対に無理なんですよ。行政の介入が必要だし、むしろありがたいと思ったほうがいい。食品の包装に小さな文字で書いてあるフードラベル。あのフードラベルの仕組みができたのは、行政が介入して、食品メーカーに成分表示を義務づけたからです。メーカーからしてみたら、余計な情報は出したくないから言われなきゃやらないんです。

食品メーカーは、みんなが食べたいもの、すなわち売れるものを作ります。当然、それは健康によい食品であるとは限らない。それゆえ自分が食べたいものばかり食べていたら、たちまち不健康になってしまいます。そんな中で、食品のリアルな現実を知ることができる数少ない手段が、フードラベルなんです。ラベルには消費カロリーや塩分含有量、合成保存料など詳細な情報が記載されていますよね。でも、もしフードラベルがなか

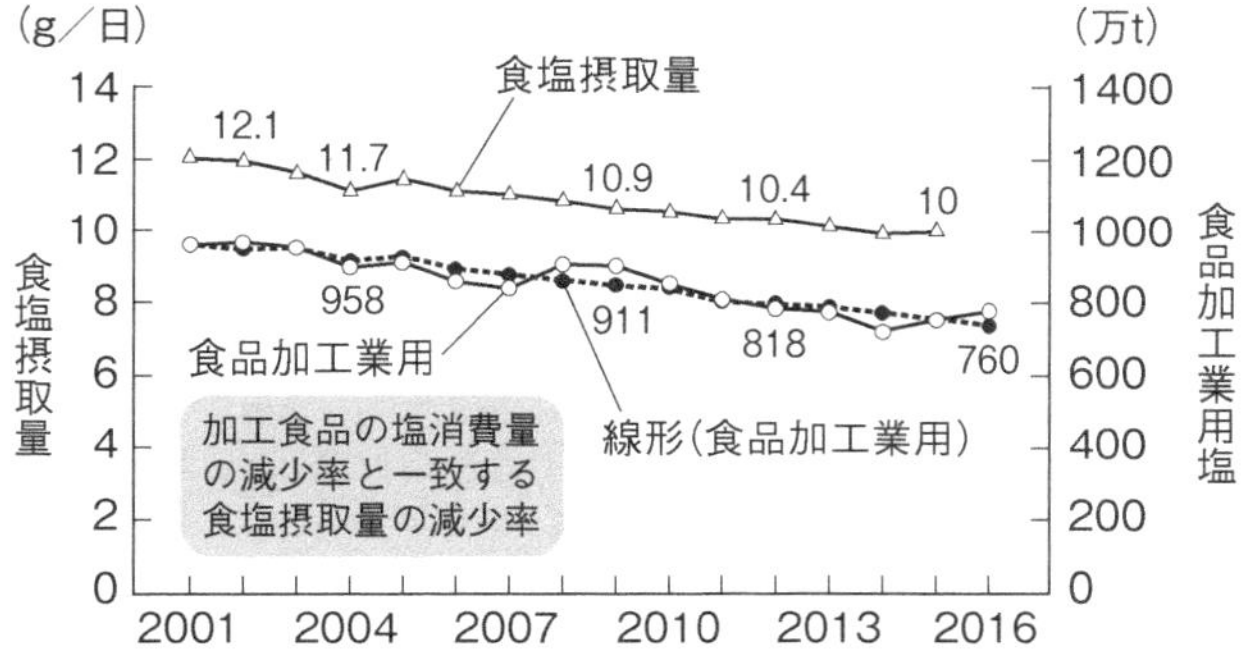


**図5－2　食塩摂取量と食品加工業用塩の消費量**

（「国民健康・栄養調査」厚生労働省、「塩需給実績」財務省）

ったとしたらどうでしょう。消費者には健康管理に必要な情報が提示されないんですから、自分が食べている食品が健康にどれだけ有害かなんてわかりっこない。

アメリカでは食品メーカーが完全に信頼を失っていて、消費者は『せめてフードラベルで現実を知ろう』と自己防衛している。だから、日本の消費者も見習わなくてはいけないんですね。消費者だけで自己管理ができるなんて土台無理なんです」

こうしたデーブさんの指摘にあわせて、千葉大学教授の近藤克則さんからは、塩分摂取と健康の自己管理に関して興味深いデータが紹介された。厚労省の「国民健康・栄養調査」による食塩摂取量と、財務省の「塩需給実績」にある食品加工業用の塩の消費量を年次推移で見ていくと、加工食品に使われる塩の量が減少していくにつれて、食塩摂取量も減少していることがわかったという。これは食品に元来含まれている塩分が減れば、おのずと個人の塩分摂取量も減っていく証明といえる。ひるがえっていえば、いかに個人の塩分摂取量は、加工食品によって左右されるかということでもある。近藤さんは語る。

「加工食品の塩消費量の減少率と、食塩摂取量の減少率が一致することから、個人による努力だけに頼るのではなく、食品メーカーの努力も重要だと思われる現象が日本でも確認できました。このことから、健康問題はどこまで自己責任かと考えていくと、やはり自助努力には限界があるということがわかっていただけるかと思います。健康は個人の努力だけでは守れません。いわば、社会の上流にある要因によって、自分だけではどうにも変えられない問題があるということを理解してほしいと思っています。その理解なくして『健康格差』は解消されないと考えています」

## 自己責任の限界

食品の例だけでなく、すでに第1章で紹介した雇用や労働環境の面でも、どこまで自己責任で決められるかという疑問がある。非正規雇用や長時間労働など仕事にまつわるストレスや低所得は不健康につながることはすでに取り上げたが、こうした労働環境や雇用形態は、働く人の努力だけで改善することは果たして可能なのだろうか。そもそも労働者の給料をあげるには、経営者の決断が必要であり、個人の力だけでは到底賃金アップを実現することはできない。また、ワーキングプア（働く貧困層）と呼ばれる低賃金の人たちは、働いても収入が生活保護の水準にすら達しない状況で、明日が見えないストレスにさらされている。

一方で企業側に立ってみても、人件費を削って競争力を高めなければ、企業自らが倒産したり、他社に吸収されたり、合併されてしまう不確実な状況に晒《さら》されている。そのような厳しい市場環境の中で、法律で定められた最低賃金より高い金額を従業員に支払える企業がどれほどあるだろうか。給料をベースアップできる企業がどれほどあるだろうか。

平野啓一郎さんは、歴史的に労働者がどのようにして就労条件を改善していったのかを紐解くと、そこに「健康格差」解決のヒントが見いだせると考えている。

「労働者は、どのようにして就労条件を改善していったのか。19世紀のヨーロッパの歴史が大変参考になります。ヨーロッパでは、労働者がストライキなどの闘争を通じて余暇を取得したり、労働時間を短縮する権利を獲得したという側面がある一方で、企業側も労働者に適度に余暇や休息を与えることが生産性の向上につながるということを理解するようになりました。実は、企業側にとっても労働者を休ませることが、自分たちの利益につながったからこそ、労働条件が改善したのです。ただ、これは労働者を長期に正規雇用することを前提にしたシステムでの話でした。現在のように非正規雇用という新しい就労形態が生まれると、企業は、労働者が疲れ果てて働けなくなっても、部品を交換するように次々に労働者を入れ替えることができてしまいます。だから現代の企業には、従業員に余暇や休息を積極的に十分に与えるメリットがなくなっています。そういう状況下で、非正規雇用者がいろんな病気を発症しているという現実があるわけです。その意味で、『健康格差』の原因を企業が生み出しているとも考えられるわけです。これを『自業自得だから、見捨てる』という考えで押し通すには、無理がありすぎるのではないでしょうか」

NPO「ほっとプラス」代表理事の藤田孝典さんも、若い労働力を確保する意味でも、企業は正社員・非正規問わず、きちんとケアしなければいけないと指摘する。

「日本は、ただでさえ人口減少で若い労働力が不足している状況です。健康問題で貴重な人材を失うというのは従業員を確保する上でも非常にもったいないことです。私たちのもとに相談に来られる方の中には、『もう少し早めに発見できたら、もう1回ちゃんと職場に復帰できるのに』と感じる方がたくさんいます。国や自治体がもう少し早く、病気になる前に支援してあげていたら、その人たちの生活ってがらりと変わった……と思いますね」

このように考えてくると、健康は、個人レベルだけでなく、社会のあり方、賃金や税

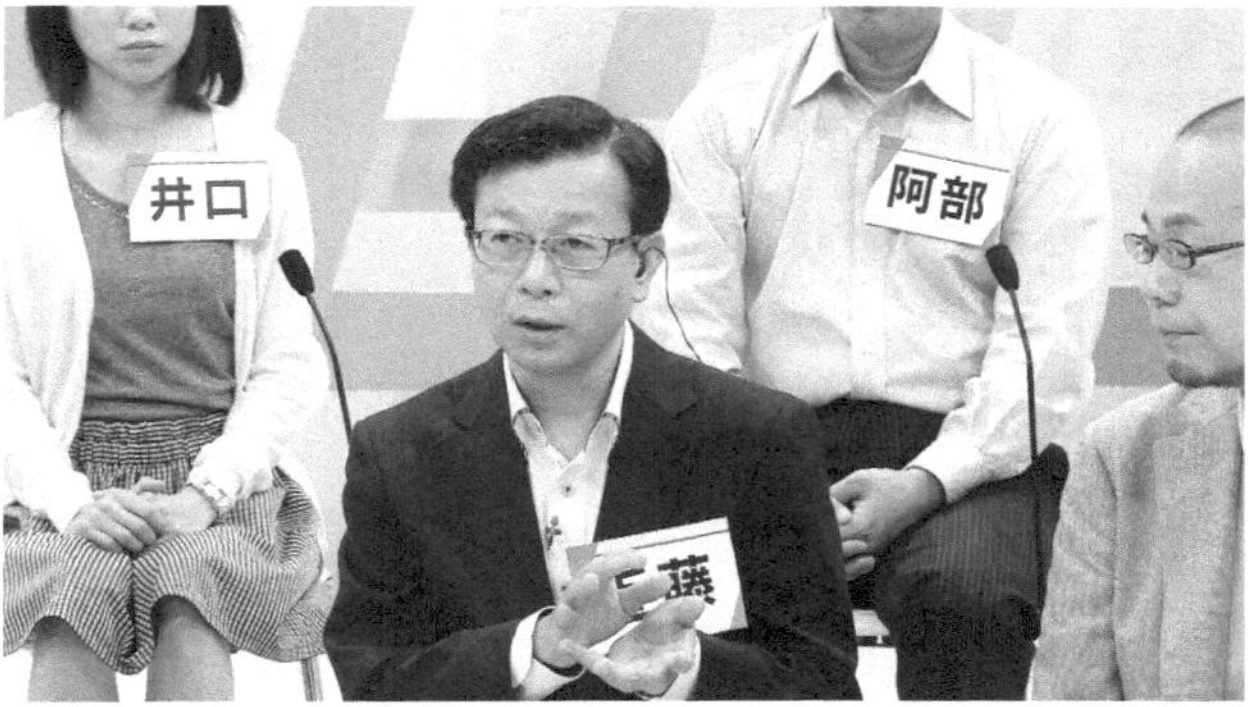


千葉大学教授・国立長寿医療研究センター部長　近藤克則氏

制、法律、規制のあり方など、国や社会の有り様などが大きく影響してくることがわかってくる。これを本当に、放置していいのか。たとえ「格差が起こるのは仕方ない」「格差のない社会なんて、あり得ない」と考える人がいても、「格差の拡大を放置していい」とまでは言えないだろう。「健康格差」の問題で私たちが問われているのは、格差の存在ではなく格差の大きさであり、強いていうと「命に関わる格差の拡大」まで本当に「自己責任」論で押し切っていいのかという点だろう。

千葉大学教授の近藤克則さんは最近、自己責任だけでは決して説明できないことが学問的にも分かってきたと語った。それは、赤ちゃんの出生時体重だという。

「赤ちゃんが生まれた時の体重によって、その後の大人になってからの病気の発症率が違うことが、医学的にほぼ確立しました。一例を挙げると、出生時体重が小さいお子さんは、成人になってから糖尿病や心臓病で命を落とす確率が高いのです。じゃあ、どういうご家庭に低体重出生児が多いのかというと、ご両親が生活に追われていて余裕のない世帯です。出生時体重というのは、遺伝と生まれる前の保護者の生活環境で決まってくる。これを自己責任で説明できるでしょうか」

## 「勝ち組」も逃げきれない

「健康格差」は、健康への意識が高い人ではなく、健康を意識したくてもできない人が健康になってくれないと解決できない。つまり、国民全体の健康の「底上げ」ができるか否かが対策の鍵になってくる。「健康格差」を放置すれば、医療費のさらなる増大にもつながり、すべての国民に負担としてのしかかる。また健康を著しく悪化させて就労できなくなった人たちは、医療費だけでなく生活保護費といった形で、国からの援助を受ける可能性が高くなる。その原資は国民の税金や保険料になるわけで、いくら「健康＝自己責任論」で突き放しても、いずれそのツケは私たちに跳ね返ってくる。そうした事態になると、いま健康な人たちも巻き込まれていく。「リーマン・ショック」を機に、日本でも露呈した「所得格差社会」。その時に「勝ち組・負け組」という言葉が生まれたが、こと

「健康格差」の問題に関しては「勝ち組」も逃げきることはできない状況が予測される。

「健康格差」問題を語るうえで避けては通れない「健康＝自己責任」をめぐる議論。その対立は、国の政策を決定する省庁にも存在する。財務省と厚生労働省だ。ある研究者によれば、財務省は、医療費や福祉費が国家財政を圧迫しているため、ともすると自己責任論に傾きがちで、特に生活保護受給者のモラルハザードに対しては、かなり厳しい立場をとっているという。それに対し、厚生労働省は「健康格差」をこのまま放置すれば、かえって国の財政的負担が重くなると考え、予防的施策の必要性を訴える立場をとっているという。

平成26年版厚生労働白書では、「健康日本21」(第2次)の基本的な方向として「健康寿命の延伸と『健康格差』の縮小」が挙げられている。「健康日本21」とは、国民、企業などに健康づくりの取り組みを浸透させていき、一定程度の時間をかけて、健康増進の観点から、理想とする社会に近づけることを目指す運動であり、「健康格差」を解消できれば、10年間で5兆円の社会保障費を削減できるとしている。

健康は人が生きるスタートラインであり、健康と命にまで差が出る状況は、やはりこのまま放置することは許されない。国も危機感を持っていることから、省庁間でしっかりとベクトルを共有してもらいたいところだ。国だけでなく、私たちも「健康＝自己責任」論に終わらせるのではなく、「健康格差」を生む社会環境にしっかりと目を向け、そこにどういった政策を打つかという視点を持つことが、何よりも大切だ。感情的な議論から一歩踏み出し、「健康格差」を解消するための取り組みを本格化させることが、国にも、私たちにも、求められている。

# 第6章　拡大する日本人の「命の格差」

日本は長らく世界で最も平均寿命の長い「長寿国家」だった。しかし、バブル崩壊後は、寿命の延びるペースが頭打ちだ。2016年時点で日本人の平均寿命は、女性が87・14歳、男性が80・98歳と過去最高を更新したが、最近は寿命が延びる速度がだんだん低下し、OECD加盟の先進国に追いつかれつつある。

「長寿国家・ニッポン」に、いま何が起きているのか。番組では「健康格差」問題の世界的権威といわれるハーバード大学大学院のイチロー・カワチ教授にインタビューを試みた。日本生まれのカワチ教授は、ニュージーランドで臨床医を経験し、公衆衛生研究の先進地であるアメリカへ渡った。世界屈指のアカデミアとされるハーバード大学では、年間400人超の大学院生が受講する人気授業「社会と健康」を担当。「健康格差」がなぜ生まれるのか、社会経済的な要因を明らかにする「社会疫学」を教えている。

近年、日本人の間で「命の格差」が急激に広がっており、「長寿国家・ニッポン」は今後他国に次々と追い抜かれていくと予測するカワチ教授に、「健康格差」が忍び寄る日本社会の問題点と解決の糸口を徹底的に聞いた。

――これまで、世界最高の平均寿命を誇る長寿大国と言われた日本ですが、近年、雇用環境や社会構造の激変で、国民の健康を取り巻く環境が急速に悪化し、「健康格差」が急激

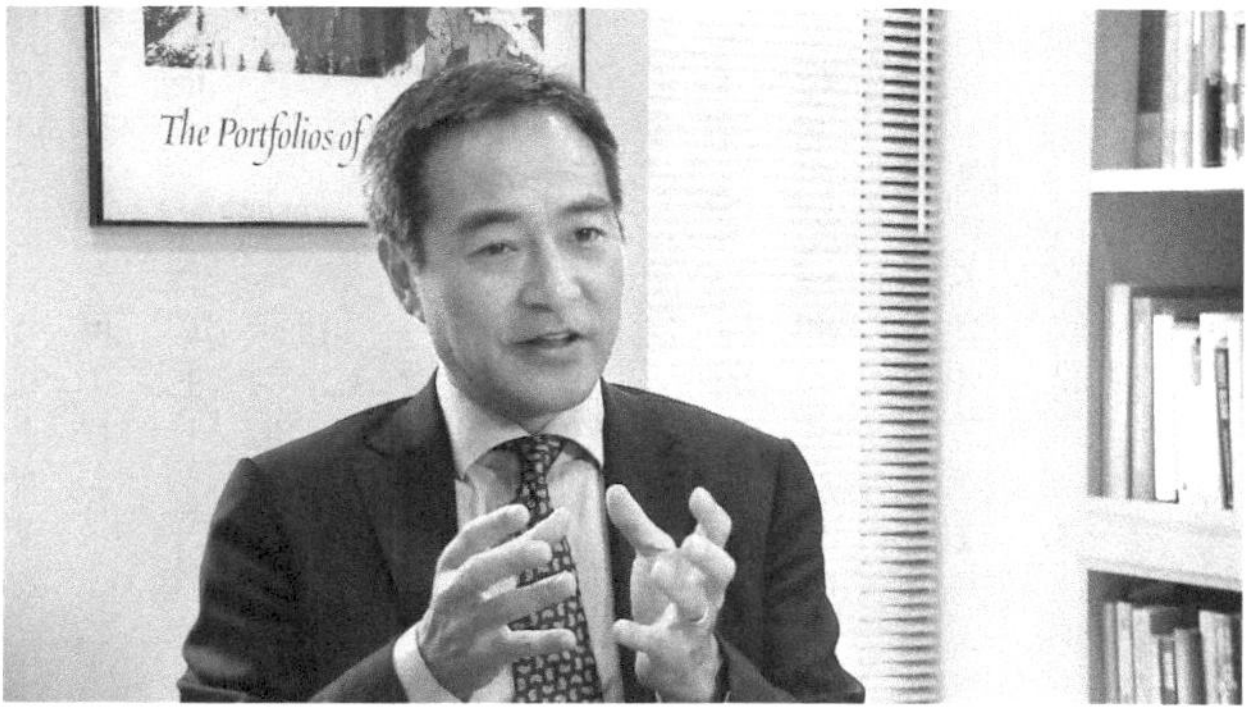


**ハーバード大学教授　イチロー・カワチ氏**

に拡大しつつあると言われています。カワチさんは、この状況をどのように見ていらっしゃいますか？

**カワチ**　私はこれまでハーバード大学の公衆衛生学の講義で、日本を世界の「長寿大国」として紹介してきましたが、今後もそう紹介していけるのか危機感を抱いています。日本は経済成長にともない国民の多くが中流階級となった時代に、長寿世界一になりました。ですが、バブル崩壊後は、寿命の延びるペースが頭打ちです。２０１６年時点で日本人の平均寿命は、男女ともに世界2位ですが、男性は、イタリア、スペイン、オーストラリア、スウェーデンといった国が急速にキャッチアップしてきました。近いうちに、日本はこうした国々に追い抜かれてしまうのではないかと危惧しています。

――日本人の健康を取り巻く環境は年々厳しさを増

していることですか。

**カワチ**　その通りです。日本でも、近年は所得や雇用の格差が拡大していて、子どもの相対的貧困率はOECD平均を上回りました。また、労働者に占める非正規の割合は4割に迫っていて、終身雇用で職が安定している国というイメージもガラリと変わりました。それが将来の寿命にも負担をかけるのではないかと懸念しています。

――日本の「健康格差」問題は、所得格差、非正規雇用の増加、子どもの貧困などの問題とも重なっています。この状況を放置しておくと、どのようになるとお考えですか。

**カワチ**　まず「健康格差」の問題をこのまま放置しておくと、日本の長寿大国は危うくなります。「健康格差」は「命の格差」に直結します。「命の格差」が確実に拡がると、日本人が誇るべき長寿すら脅かされていきます。国民の中には「健康格差」というのは、貧困層などごく一部の人たちの問題であって、国民全体の問題ではないと考える人も多いと聞きますが、「健康格差」は単なる貧困問題ではありません。

――「健康格差」を放置すると、貧困層だけでなく、自分たちには関係がないと思っていた中流や上流の階層にも、税金や保険料の負担としてのしかかりますね。

**カワチ**　お金の面だけではありません。「健康格差」には、いわゆる「とばっちり効果」があります。一部の層だけ健康を悪化させることが、ひいては社会全体の健康のレベルを下げるんですね。つまり、中流や上流の階層の健康も脅かす。非常にネガティブな効果があると、われわれは考えています。

——ところが日本社会では、自らの健康を守るのは自己責任で、国や地方自治体が口を挟んだり、公的資金を投入するほどの問題ではないという意見が根強くあります。

**カワチ**　そうした世論があることは認識しています。でも「健康格差」は、自己責任論では解決できません。一見、個人の責任に見える生活習慣、たとえば食生活や運動といったものは、実はさまざまな社会的な決定要因や環境の影響などが入り混じって醸成されることが、公衆衛生学的に十分証明されています。

たとえば、欧米で問題になっている「フードデザート」(food deserts＝食の砂漠)問題がよい例です。アメリカでは、商業施設の大規模化や郊外化が進んだ結果、小規模の食料品店の多くが撤退を余儀なくされました。とりわけ影響を受けたのが野菜や果物や精肉などの生鮮食料品を扱う店舗です。販売期間が短い生鮮食品を扱う店舗は一定の売れ行きが確保できないと経営を維持していくのが困難です。そのため、街の中心部にある生鮮食品を扱っている中小の小売店は、郊外の大型店との競争に敗れて、次々に廃業に追い込まれました。その結果、車を運転できない高齢者や自家用車を持つことのできない貧困層は、生鮮食料品を購入したくともできない状況になってしまったのです。地域にスーパーマーケットや生鮮食料品店がないのですから、食生活を改善しようとしても、健康的な食品にはたどり着けません。これを自己責任と言えるでしょうか。

またアメリカでは、新鮮な野菜よりファストフードのほうが安いですから、低所得でもお腹を満たしたければ、そちらに行ってしまう。さらに、貧困層の人は2つ、3つのパートタイムの仕事を持たなければ生活ができません。そうなると運動をする暇がない。家庭で自炊をする余裕もない。ということで、ファストフードで済ませてしまうことになる。こういう生活環境の人々に対しても、「自己責任で生活習慣を改善しろ」というのは、あまりに過酷な要求と言わざるを得ません。やはり、行政が手助けしなければならない問題なんです。

——どこまでが自己責任で、どこまでが環境のせいなのか、をしっかり見極めないといけませんね。

**カワチ**　10年ほど前まで、アメリカでも自己責任論がありました。「あの人が肥満なのは、レイジー（怠惰）だから」などと、よく言われていたんですね。でも、先ほどお伝えしたような「人の置かれている環境は健康に大きな影響を与える」ことを明らかにした社会疫学の研究成果が出てきたことで、人々の考え方も「すべてが自己責任とは言い切れないのではないか」というように変わってきました。

――では、どのようにすれば、食生活を取り巻く環境を変えていけるのでしょうか。

**カワチ**　ある取り組みをご紹介します。たとえばお菓子の包装は、アメリカでは大きな一袋で売られていますし、レストランに行けば、1つのプレートに料理が山盛り。これではつい食べすぎてしまいます。ならば、食品メーカーが包装を小分けに変え、食器メーカーが器のサイズを小さくすれば、つい食べすぎてしまうアメリカ人が減るかもしれません。これは、行動経済学の分野で「ナッジ」（ひじで人を軽く押す意）といわれる概念です。これは特に健康を意識しなくても、自然と健康にいい方向に人を導いてくれる仕組みです。こういう仕組みを駆使して、食生活を取り巻く環境を少しずつでも、変えていくことが大切なのです。

――個人に「食生活を改善しろ」というだけではないということですね。

**カワチ**　そうです。アメリカは車社会で、あらゆる店にドライブスルーが設けられています。マクドナルド、銀行のATM、ドラッグストアの処方箋受付もそうです。車から出て歩くことが少ない社会になっています。都会でも同じです。私の住むボストンでも、自転車で通勤しようにも駐輪するスペースがありません。スペースという限られた資源において、駐車場が優先されてしまっているのです。一方、日本では、特に通勤通学では電車での移動が主です。そのため、駅には階段が多いから自然と歩きますし、学校などには大きな駐輪場もあるため自転車に乗る人も多い。アメリカに比べれば、マシに見えます。肥満の原因というのは運動不足にもありますから、肥満予防の政策は必要です。たとえば、食生活では政府と食品メーカーが協力して砂糖や脂肪を減らすことができますし、運動しやすいように都市計画を改めて、徒歩や自転車を推奨するなど、政策レベルで効果的な取り組みがもっとできるのではないかと考えられるわけです。

――「健康格差」は、社会の問題として考えれば、いろいろな打つ手があるというわけですね。

**カワチ**　健康に関すること、特に生活習慣は、社会的な要因が大きく影響するジャンルです。もっと根本的なところに目を向けて政策を組まなければ、なかなか生活習慣というのは改善できないのです。日本も他人事ではないと考えています。

――では「健康格差」を解消するために、日本の行政は何を急ぐべきだとお考えですか。

**カワチ**　まずは雇用問題だと考えています。日本の「健康格差」は、雇用の問題が大きく響いています。やはり、すべての労働者の4割に迫ろうとする非正規雇用が生み出す諸問題を解決するために、大胆な政策が必要だと思います。例えば、ヨーロッパでは非正規雇用者に対する差別を禁じる法律があります。日本でも、非正規雇用の社員に対して、平等な賃金や年金の給付、賃金交渉の権利を保障するといった政策が必要です。職の不安を除くことはもとより、やはり「同一労働、同一賃金」の実現が必要ではないか。もちろん、こうした政策ひとつだけで完全に「健康格差」をなくすことはできませんが、効果的だと考えます。

また地域でも、さまざまな政策を組む必要があります。いま私が危惧しているのが、日本の「ソーシャル・キャピタル」の減少です。「ソーシャル・キャピタル」とは、人々や組織間のつながりを「資源」として捉える概念です。人の絆と言えばわかりやすいでしょうか。日本では、伝統的に組織や地域の「ソーシャル・キャピタル」の力が強く、社会が抱える様々な問題を「助け合い」で解決してきました。私は、日本人が長寿であり続けた大きな理由に、この「ソーシャル・キャピタル」があると考えています。でも近年、日本ではこの力が急速に衰えています。その大きな理由が、やはり格差の拡大です。社会的な格差が広がると、社会との摩擦や、人と人との軋轢《あつれき》が生じて「ソーシャル・キャピタル」がすり減ります。その結果、地域や社会の「助け合い」の力が弱まり、その結果、持てるものと持たざるものとの間で「健康格差」が生まれ、その差はどんどん広がっていきます。

——確かに日本は、もともと地域の結びつきというのが強い社会でした。

**カワチ** 「お互い様」とか「情けは人のためならず」とか「向こう三軒両隣」といった、

日本特有の表現がありますよね。それは、いわゆる日本の「ソーシャル・キャピタル」であり、人々の絆の証だと私は思っています。これが「健康格差」の拡大を食い止めてきたと言っても過言ではありません。

——いわゆる「助け合い」の精神ですね。人と人との結びつきが、個人の健康にまで影響しているとは意外でした……。

**カワチ**　いま私たちの研究グループでは、「ソーシャル・キャピタル」が、個人の健康維持にどのくらい貢献しているか検証を進めています。千葉大学の近藤克則教授らと共同で、東日本大震災の被災地でフィールド調査を実施しているのですが、被災前、人のつながりが強かった地域では、つながりが希薄だった地域よりも、被災した後の健康状態が良いことがわかってきました。また、アメリカでは大きな災害が起きると、必ずといっていいぐらい略奪が起きます。しかし、日本ではそれが一切なかったと聞きました。日本人はあまり自覚していませんが、「地域の力」は、実に重要な日本の資源と言えるのだと思います。

——「地域の力」という点で、アメリカ社会はどうなのでしょうか。

**カワチ**　アメリカでは、所得格差が拡大するに従って、富裕者だけが集まる地域ができあがってしまいました。そして、残った人は貧困な地域に住むという分断です。そのような状態が定着した結果、社会のさまざまな層の距離感が拡大して、「ソーシャル・キャピタル」が低下していきました。距離感があると社会全体がセルフィッシュ（利己的）になっていき、摩擦が増え、衝突が起きます。そして、格差が定着してしまうと、上の階層にいる人が、格差がある状況を当たり前だと考え始めるようになります。現在置かれている状況が、定常の状態だと考えるようになると、貧困や格差の問題に取り組むモチベーションそのものが下がってきてしまいます。これが大きな問題なんです。私には、日本もだんだんと、このようなアメリカ社会に近づいてきているように思えてなりません。

――「格差がある、いまの状態が普通であって、そんなの個人で何とかすればいいじゃないか」といった考えですね。日本社会に昔からある「助け合い」の正反対ですね。

**カワチ**　その通りです。私は、「助け合い」や「連帯感」は、平等な社会でなければ実在できないと考えます。私たちの研究グループは「ソーシャル・キャピタル」の資源をどのように活用すれば、住民の健康に貢献できるのかについても模索しています。そうしたアプローチの事例が、第4章で紹介した、愛知県武豊町が実施しているサロン活動です。参加者を追跡調査したところ、サロンに参加するに従って、地域の「ソーシャル・キャピタル」が強化され、これに呼応するかのように、運動機能や認知機能も改善し、健康状態も良くなってきました。私たちの研究グループ「ＪＡＧＥＳ」（日本老年学的評価研究）は、武豊町の調査研究を行っていましたから、サロンが始まる前から住民の健康の状況と、地域の状況をすべて把握していましたので、サロンが始まる前と後、そして、参加者と非参加者を比較しながら、サロンの効果を実証的に調べることができました。

——「ソーシャル・キャピタル」のほかにも、日本の「健康格差」を解消していくうえで大切なキーワードがあれば、ぜひお聞かせください。

**カワチ**　「雇用」「人の絆」と挙げてきましたが、私が何よりも重要だと考えているのは、教育における格差の問題です。

——教育というのは、義務教育のことでしょうか。

**カワチ**　違います。肝心なのは、義務教育に入る前の「早期教育」のことです。医学的には、生後3ヵ月から3年までの早期教育は、健康と育児の発達のためにきわめて重要だと証明されていますが、実はこの時期の教育格差が、日本では最も顕著なのです。私の考えでは、すでに幼稚園に入学する前から、貧困世帯と富裕世帯では、顕著な格差が生じています。幼少期の生活習慣は人生を左右します。ですので、小学校に入学する時期には、すでに格差ができてしまっています。義務教育では、みんな同じ学校に通うため、教育格差も縮小する効果があるのですが、このスタートラインに行き着くまでに、学力や知識といった教育の格差が広がっているのです。ですから、国が幼児教育を義務的に整備するのは、格差対策としても効果があるのです。私が書いた『命の格差は止められるか』（小学館101新書）でも紹介したのですが、早期教育は、人生を決定づけるさまざまな思考に影響を与えます。日本語でいえば忍耐力、英語で言いますとセルフレギュレーションがよい例です。

――自己統制力ということでしょうか。

**カワチ**　早期教育は、自己を統制できるセルフレギュレーションに強く関連しています。自己統制は、体力や健康にも強い影響を与えます。なぜかというと、自己統制力は、健康に悪い生活習慣やタバコなどの有害物質の摂取を避ける、規則正しい食生活をする、といった行動に、すべてつながっているからです。健康状態がよくなるだけではありません。幼児教育は犯罪率も下げるし、経済成長にも役立つことがわかっています。幼児教育は、社会疫学者が考える政策のベストバイ（いちばんのお買い得品）です。奇跡の政策といっても過言ではありません。

――この問題に関しても「親がきちんと、しつければよいのでは？」という声が、日本社会からは聞こえてきそうですが……。

**カワチ**　早期教育は、親だけでは実現不可能です。実際、日本では共働きの家庭が5割を超えましたし、生活に追われているシングルマザーや、ひとり親の家庭では、子どもを十分見てやることが時間的にできません。早期教育を親だけに任せるのは、社会の実態とそぐわない考え方です。ですから、今こそ政府がそこに介入すべき時なのです。

――「健康格差」を解決するには、単純に個人の責任に押し付けるのではなく、社会全体のシステムを変えなければならないことが身にしみてきました。最後に、日本は今後どういう社会になっていくべきだと考えますか。

**カワチ**　日本はこれまで培ってきた「ソーシャル・キャピタル」の遺産を受け継ぎ、長寿大国を保って欲しいですね。ただ、それを保つには「健康格差」の問題、そして、社会の格差の問題に取り組まなければなりません。「健康格差」をなくそうとすると、啓蒙活動に走ってしまい、知識を教えようとしますが、知識の問題ではないんですね。たいていの人は、何が健康に悪いか十分わかっています。でも、多くの人がそれをやめたいけどやめられないという環境の中に置かれています。日常生活でストレスがたまっていてやめられないとか、原因が裏に必ずあるのです。ですから、原因を生み出している根本問題を改善しなければ、なかなか問題は解決できません。

改めて「健康格差」の解消に取り組むのは、個人だけではなく、国家、企業をはじめとした社会全体が協力しなければ、なかなか改善できない、解決できない問題だと思います。健康は、幸福度とも強い関連があります。今や政策目標は、ＧＤＰ（国内総生産）だけでは不十分です。経済成長の本来の目的は、国民の健康や幸福感を高めることにあるという根本に立ち戻ってほしいと考えています。

# おわりに

「背筋が凍るようなことが、日本社会で起きている」

今回の番組を制作するにあたり、取材当初に感じた第一印象だ。「NHKスペシャル」の大型シリーズ「私たちのこれから」を担当するディレクターとして、バブル崩壊後の「失われた20年」からどうすれば脱却できるかをテーマに、これまで様々な現場を取材してきたが、今回ほど空恐ろしさを感じたことはなかった。「失われた20年」のツケは、人口減少と少子高齢化の中で、年金・雇用・介護・子育ての問題などに滲み出ていることは認識していたが、国民の健康にまで影響が及んでいるとは、思いもよらなかったからだ。「健康格差」という現実は重く、きっと多くの人の関心を集めるに違いない。取材段階から、番組への期待値は高かった。番組には通常より15分も拡大された枠が与えられ、放送日時も通常の土日夜9時台ではなく、祝日の夜7時、8時台という「ゴールデンタイム」と呼ばれる、テレビの前に最も視聴者のみなさんがいらっしゃる時間帯に編成された。番組は、取材に協力いただいた皆さんのおかげで、多くの視聴者の関心を集めることができ、10・1％（関東地区　ビデオリサーチ調べ）という視聴率と多くの反響をいただくことができた。

　また番組にご出演いただいた専門家の方々も、健康にまで格差があるのは看過できないと、議論は白熱。そのため、スタジオ収録は通常より1時間近くも延伸するものとなった。このような収録で、評論家の宇野常寛さんが発した言葉が、僕の心に強く残っている。それは、健康問題は社会が解決すべきか、それとも個人で解決するべきかについて語っている時だった。

「国家とか社会っていうのは、サイコロ振って変な目が出ても、ちゃんと生きていけるためにあると思うんですよ。極端なケースに対応するのが国家の役目ですよ。違いますか？」

　このシーンをスタジオの副調整室で見ていた僕は、「健康格差」の問題を放置することは、国民の生存権をも脅かす大きな問題になることだけでなく、国家が国家の役割を果たさない状態になり、もはや日本は国家に値しない国になる、という熱の入った問題提起を受け、事態の深刻さを改めて感じた。

　生存権とは、人間が人間らしく生きるのに必要な様々な条件を確保するよう国に要求できる権利で、日本国憲法では以下のように定められている。

日本国憲法第25条

第1項

すべて国民は、健康で文化的な最低限度の生活を営む権利を有する。

第2項

国は、すべての生活部面について、社会福祉、社会保障及び公衆衛生の向上及び増進に努めなければならない。

読者の方の中には「『健康格差』という一社会問題で、憲法まで持ち出してくるなんて大げさだ」と思われる方もいるかもしれない。しかし、「健康格差」をどう解決するかを考えることは、実はこの憲法第25条2項に記された「社会保障」について考え直すことからアプローチすることが大切なのではないかと考えている。

社会保障は、国がすべての国民に最低水準の生活を保障するため、国民の所得に応じて徴収する税金や保険料を財源に、再分配する形で行う政策である。

日本は戦後、1961年（昭和36年）に国民皆保険・国民皆年金を世界で4番目に実現するなど、早い時期から社会保障制度を整備し、社会保障に力を注いできた。こうした国民皆保険に代表される社会保障が、生活の基盤やセーフティーネットとして機能した結果、日本社会に格差が生まれにくい状況を生み、分厚い中間層に代表される「一億総中流社会」を誕生させた。

ところが今、頼みの綱である社会保障が、曲がり角に差し掛かっている。

戦後、日本の社会保障は経済成長、雇用の安定、家族形態、地域社会の4つの条件が揃ったことからうまく機能していたと考えられる。高度経済成長により所得が倍増し、右肩上がりで賃金が上昇。企業も正社員を前提とした終身雇用制をとったため、貯蓄や将来設計をすることができた。社会保険を負担し、雇用も保障する企業が、国の社会保障の一部を肩代わりする関係を築けていた。家族形態も三世代同居や、専業主婦を中心とした片働き世帯となり、妻が子育てや介護などを担当する性別役割分業が確立され、出生率も高く、人口も増加した。そして地域社会も人々のつながりが強かったため「向こう三軒両隣」と言ったお互いの家族を助け合うような関係が無意識のうちに構築されていた。

ところが経済が停滞し、少子高齢化が進行し始めると、セーフティーネットからこぼれ落ちる人たちが出始める。雇用の安定が崩れ、非正規雇用者が全体の4割に迫る状況にまで激変。家族の形態も共働き家庭が5割に達し、つながりが強かった地域社会も様変わりした。バブル崩壊、リーマン・ショック、東日本大震災を経て日本社会は、社会保障制度を構築した当時の状況から一変。安定し、将来が計算できる社会から、解雇、病気、貧困、離婚など、一度社会でつまずいてしまうと立ち直りづらい、いわば「罠《わな》」が張り巡らされたような不確実性の高い社会になってしまった。こうした「罠」に陥った先に「健康格差」があり、この状況を打破する処方箋を本書では探ってきた。

そこで、改めて思い返したいのが、WHOが、世界の「健康格差」の実態を分析した結果、格差を生み出す要因として定義したものだ。

本書で述べたように、WHOは健康に影響を与える社会的な要因として「雇用形態」「所得」「家族構成」「地域」の4つが背景にあるとしているが、まさに「健康格差」が起きることと「社会保障の機能不全」の原因が同じであり、表裏の関係になっていることが見て取れる。

このように、社会の前提条件が時代の変化とともに変わっているならば、保障や制度もその条件にあったものにしていかなくてはならない。現場では、社会構造が変化しているのに、政策が追いつかなかったり、国民の意識が旧態依然とした「健康問題は自己責任で解決すべき」と言った雰囲気では、「健康格差」を解消することは難しいだろう。

「健康格差」に苦しむ人たちを生んでしまう社会を変えていくには、社会保障のあり方も変えていかなくてはならない。

そもそも、社会保障の世界では、毎年100兆円を超えるお金が動いている。これは日本のGDPの2割に匹敵する数字だ。国の予算（一般歳出）に占める割合も3割を超えている。この巨額のお金をどう国民に再分配していくかを考え直す時が来ているのではないか。

第1章で見たように、「健康格差」は高齢者だけでなく、現役世代や子どもにまで及んでいる。そこには未婚やひとり暮らし、相対的貧困状態という、戦後の日本社会とは打って変わった姿がある。これまでの日本を支えてきた分厚い中間層が崩壊し、非正規が4割に迫る雇用激変の中で、再分配からこぼれ落ちた人たちが「健康格差」の当事者になっている事実がある。しかしながら、高齢者を支えるための財源すら危ぶまれる今、現役世代を含め、子どもの健康のことまで十分に対策することができていない。

こうした時代に、社会保障をどう再分配していくか。そのあり方も変えていかなくてはならない。その時に、大きなヒントとなるのが「健康格差」を解消する対策として第3章・4章で紹介した「ポピュレーション・アプローチ」の手法である。特定の人だけに施策を投じるのではなく、全員を対象にするというやり方だ。この考えを社会保障に当てはめると、これまでのように「困っている誰かを助けるために、みんなが負担する」という弱者救済型の考えから、「みんなを助けるために、みんなが負担する」という全員救済という形に、制度全体の設計を再構築することができる。

具体的には、所得が２００万円の人と２０００万円の人に、それぞれ20％の税金をかけるものの、２００万円分の現物給付（サービス）を全員に再分配すると、最終的な生活水準が、２００万円の人は３６０万円に、２０００万円の人は１８００万円となり、当初の所得差が10倍から5倍にまで縮まり、格差が是正されるといった手法がある。

こうした原理的に格差を小さくすることができるという考えは、番組に出演した慶應義塾大学・井手英策教授が提唱する再分配案だが、このような取り組みが次から次へと出てくれば、「健康格差」を生む要因である所得や雇用形態といった問題の解決に効いてくるはずだ。

いずれにしても「健康格差」は、日本の社会保障のあり方をいち早く問い直すべきだと、ある意味で「遅すぎる警鐘」を鳴らしている。

健康は、丈夫な足腰からと言われる。ならば、その足腰の弱った日本社会を立て直すことが「失われた20年」から脱却する一手となるのではないだろうか。

国が、日本の活力を取り戻し、挑戦し、成長していくと旗を掲げるのであれば、誰もが安心して、生活でき、働き続けられる環境を整備することが、その大前提になくてはならない。その前提なくして、国民一人一人が挑戦や活躍などできるはずがない。

人口減少、少子化、高齢化、労働人口の減少という4つの問題が日本にのしかかる中、国がすべての人に活躍してもらいたいと願うなら、経済成長優先が見落としていることに焦点を当て、日本社会の基盤を強固なものにすることこそ、優先されるべきだ。「健康格差」を解消するには、10年、20年というスパンでの取り組みが必要だという指摘がある。容易な道ではない。しかし、人々が健康であることは生活の質が高まり、労働生産性を改善し、家族や地域のつながりを強化することになる。そのために国は「健康格差」の解消に向け、省庁を超え、すべての政策を総動員させ、この難題に取り組んでもらいたい。2010年、オーストラリア・アデレードで開催されたWHOの国際会議でも「すべての政策において健康を考慮するアプローチが求められる」という声明が発表されている。健康問題を保健や医療の枠組みだけで捉えるのではなく、健康で働き続けられる雇用や賃金、健康に子どもを養える環境、健康に暮らせるまちづくりといった、雇用、教育、都市計画など幅広い視点からのありとあらゆるアプローチが求められる。

ロンドン大学教授のマイケル・マーモット氏は、2010年に発表した「マーモット・レビュー」で「Fair society, healthy lives.」というタイトルを掲げた。人々の健康な人生は公平な社会にあり、というメッセージだ。

日本の未来を変えられるのは、今この瞬間である。国民一人一人が「健康格差」の問題を共有し、選別主義ではなく普遍主義的な考えで社会全体を健康にしていく「急がば回れ」の道を選択すべき時に来ていると考える。

最後に、本書の執筆にあたりご協力いただいた、すべての取材関係者の皆さん、番組スタッフの皆さん、原稿を粘り強く待っていただいた講談社現代新書の青木肇編集長、高月順一さん、小林雅宏さん、そして、執筆を応援してくれた家族に、心より厚く御礼申し上げます。

NHK　放送総局　大型企画開発センター　ディレクター
神原　一光

# 参考文献

井手英策『18歳からの格差論　日本に本当に必要なもの』東洋経済新報社、二〇一六年
小熊英二編『平成史【増補新版】』河出書房新社、二〇一四年
風間トオル『ビンボー魂』中央公論新社、二〇一六年
香取照幸『教養としての社会保障』東洋経済新報社、二〇一七年
イチロー・カワチ『命の格差は止められるか　ハーバード日本人教授の、世界が注目する授業』小学館101新書、二〇一三年
厚生労働省編『平成26年版　厚生労働白書』、二〇一四年
近藤克則『健康格差社会　何が心と健康を蝕むのか』医学書院、二〇〇五年
近藤克則編『検証「健康格差社会」―介護予防に向けた社会疫学的大規模調査』医学書院、二〇〇七年
近藤克則『「健康格差社会」を生き抜く』朝日新書、二〇一〇年
近藤克則『健康格差社会への処方箋』医学書院、二〇一七年
近藤尚己『健康格差対策の進め方　効果をもたらす5つの視点』医学書院、二〇一六年
週刊東洋経済　2016年5月14日号　東洋経済新報社
週刊東洋経済　2016年7月2日号　東洋経済新報社
藤森克彦『単身急増社会の希望　支え合う社会を構築するために』日本経済新聞出版社、二〇一七年
マイケル・マーモット『健康格差　不平等な世界への挑戦』日本評論社、二〇一七年

## 《「健康格差」 かんたんチェックシート》

### A あなたの生活習慣の傾向は？

| | チェック |
|---|---|
| 1. 18歳の頃（あるいは20年前）とくらべて、体重が10kg以上増加した。 | □ |
| 2. 早食いでお腹いっぱいになるまで食べることが多い。 | □ |
| 3. 1日の食事の大半が夕食に偏っている、または夜食を食べる習慣がある。 | □ |
| 4. 主食には、玄米などの未精製穀類より、白米や白いパン（精製した穀類）を食べることが多い。<br>※未精製穀類には、玄米、全粒粉・ライ麦・雑穀パン、そばなどの色の黒いもの、精製した穀類には、白米や白いパン、うどん、ラーメンなどが含まれます。 | □ |
| 5. 野菜を食べる量は1日に5皿未満または350g未満である。<br>（1皿は小鉢やミニサラダのサイズ） | □ |
| 6. ベーコンやソーセージ、脂身付きの肉をよく食べる。 | □ |
| 7. おやつを食べる習慣がある。 | □ |
| 8. 余暇時間には身体を動かすのではなく座っていることが多い。または身体を動かすことが好きではない。 | □ |
| 9. 同性・同年代と比べて、歩く速度が遅い。 | □ |
| 10. 睡眠時間が5時間未満である。 | □ |

## B あなたの生活習慣の傾向は？

| | チェック |
|---|---|
| 1. この3ヵ月で意図せず体重が5%（50kgの人では2.5kg）以上減少した。 | □ |
| 2. 食欲がない。 | □ |
| 3. 肉類を食べるのは、平均すると1日1回以下である。 | □ |
| 4. 魚介類を食べるのは、平均すると1日1回以下である。 | □ |
| 5. 牛乳・乳製品をとる頻度が週に3日以下である。 | □ |
| 6. 普段果物はあまりとらない。 | □ |
| 7. 食べる量を制限している。 | □ |
| 8. 1日の食事が2回以下になることがよくある。 | □ |
| 9. 同性・同年代と比べて、歩く速度が遅い。 | □ |
| 10. 毎日日本酒2合（ビールなら500mL缶を2本）以上飲む習慣がある。<br>※女性はこの半分。 | □ |

← チェックシートの結果は次ページ！

### Aのチェックが多かったあなたは……

## 「メタボ」のリスクが心配

生活習慣で気をつけるべきは、まずメタボ。

食べ過ぎや運動不足など、からだが必要とする量以上のカロリーをとることで内臓脂肪がたまり、その結果、さまざまな代謝に異常が起きてしまうのがメタボ。肥満や糖尿病、心臓病、脳卒中などを引き起こすリスクがとても高くなります。まぐろ赤身、鶏ささみ、たら、豆腐など、低カロリーの食材を使ったレシピを心がけてください。

### Bのチェックが多かったあなたは……

## 「低栄養」のリスクが心配

過度なダイエットや食欲不振などが原因で、身体が必要とするカロリーやたんぱく質、ビタミン、ミネラルなどの栄養素が不足している状態が低栄養。

低栄養状態が続くと、筋肉や骨の量が減ってしまい、要介護や寝たきりになることもあります。さば、豚ロース、鶏ももなど、高カロリーで良質なたんぱく質を多く含む食材を使ったレシピを心がけてください。

### A・Bともにチェックが多かったあなたは……

## 「メタボ型低栄養」のリスクが心配

食べ過ぎ＝メタボ、食欲不振＝低栄養と思っていませんか？

ところが「カロリーはとっているけど、必要な栄養素がとれていない」ことや「太っているけれど、たんぱく質などがとれていない」新しいタイプの「メタボ型低栄養」のリスクが最近注目されています。

たんぱく質が不足すると、筋肉が落ち、基礎代謝が下がることから、ますます太りやすく体重も増加する傾向があります。

カロリーは低いものの、良質なたんぱく質を多く含む、豆腐、牛や豚ヒレ肉、鶏ささみ、あじ、鮭などの食材を使ったレシピを心がけてください。

### A・Bともにチェックが少なかったあなたは……

健康的な生活習慣を維持できている傾向にあります。今後も、栄養バランスの取れた生活を心がけてください。

※1『チェックが多かった』の目安は「チェック」が5個以上です。
ただし、個数はあくまで目安であり、「チェック」が多いほど、各タイプになりやすい傾向とお考えください。
※2　良質なたんぱく質を多く含む食材とは、必須アミノ酸（体内では作られずに、食事から摂取する必要があるアミノ酸）が多い食材のことです。
監修：佐々木由樹（株式会社 リンクアンドコミュニケーション、管理栄養士、公衆衛生学修士）杤久保修（横浜市立大学医学部特任教授、名誉教授）
協力：味の素株式会社

## ＮＨＫスペシャル
## 「私たちのこれから　＃健康格差　～あなたに忍び寄る危機～」
## (2016年9月19日放送)

キャスター／三宅民夫、桑子真帆
出演／山里亮太（南海キャンディーズ）
　　　風間トオル（俳優）
　　　福田萌（タレント）
　　　デーブ・スペクター（放送プロデューサー）
　　　鎌田實（医師・諏訪中央病院名誉院長）
　　　佐藤敏信（日医総研 主席研究員）
　　　近藤克則（千葉大学教授　国立長寿医療研究センター部長）
　　　阿部 彩（首都大学東京教授　子ども・若者貧困研究センター長）
　　　井手英策（慶應義塾大学教授）
　　　藤田孝典（NPO ほっとプラス代表理事）
　　　平野啓一郎（小説家）
　　　宇野常寛（評論家）
　　　主婦／管理栄養士／非正規雇用／正社員／自治体職員／学生／
　　　年金生活者など、14名の市民のみなさん
声の出演／緒方恵美

制作スタッフ
技術／菊地秀之
撮影／小田中秀彰
照明／大木豊男
音声／前川秀行
映像技術／遠藤健介、岩政稔規
双方向連動／川上秀人　永田宗一
番組 HP ／角田直美　戸室順一　松田育子　鈴木由紀子
映像デザイン／岡部努　岩崎敦
編集／窪田利久　布施幸人　毛利照之
音響効果／栃木康幸
取材／須原直人　金井久仁枝　神崎敬子
ディレクター／神原一光　平田知弘　西村敦子　大貫陽　野田洋明
制作統括／宮本憲治　菊池賢一郎　斎藤大輔

※肩書き、所属は番組放送当時のものです。

## 『健康格差』NHKスペシャル取材班

執筆者プロフィール

**神原一光**（かんばら・いっこう）

NHK放送総局大型企画開発センターディレクター。

1980年東京都生まれ。2002年入局。特番ドキュメンタリーや『トップランナー』『週刊ニュース深読み』などを制作し、NHKスペシャルでは『私たちのこれから』『18歳からの質問状』『AIに聞いてみた どうすんのよ!? ニッポン』などを制作。著書に『辻井伸行 奇跡の音色』（文春文庫）など。

**平田知弘**（ひらた・ともひろ）

NHK放送総局大型企画開発センターディレクター。

1978年神奈川県生まれ。2002年入局。『ハートネットTV』を中心に、介護・医療・認知症・自殺・震災などをテーマに制作。NHKスペシャル『認知症 その時、あなたは』『介護の人材が逃げていく』など。2017年4月、番組をきっかけに『認知症になっても人生は終わらない』（harunosora）の出版をプロデュース。

**西村敦子**（にしむら・あつこ）

NHK制作局生活・食料番組部ディレクター。

1981年東京都生まれ。2006年入局。松山局を経て、現所属では『あさイチ』を担当。生活情報や健康問題を中心に制作するほか『ファミリーヒストリー　尾木直樹』『マサカメTV』などの番組も担当した。

**宮本憲治**（みやもと・けんじ）

NHKエデュケーショナル生活部専任部長。

1968年北海道生まれ。全体を監修。1991年入局。NHKスペシャル『MEGAQUAKE 巨大地震』を制作し、『私たちのこれから』ではシリーズ制作統括を務めた。現所属では、暮らしの情報サイト『NHKらいふ』総合編集長。

http://www.nhk.or.jp/lifestyle

講談社現代新書　2452

健《けん》康《こう》格《かく》差《さ》——あなたの寿命は社会が決める

二〇一七年一一月二〇日第一刷発行　二〇二四年八月二三日第七刷発行

著　者　NHK《エヌエイチケイ》スペシャル取材班《しゅざいはん》　

発行者　森田浩章

発行所　株式会社講談社
東京都文京区音羽二丁目一二—二一　郵便番号一一二—八〇〇一

電　話　〇三—五三九五—三五二一　編集（現代新書）
〇三—五三九五—四四一五　販売
〇三—五三九五—三六一五　業務

装幀者　中島英樹

印刷所　株式会社KPSプロダクツ

製本所　株式会社KPSプロダクツ

定価はカバーに表示してあります　Printed in Japan



N.D.C.369　196p　18cm
ISBN978-4-06-288452-5

## 「講談社現代新書」の刊行にあたって

教養は万人が身をもって養い創造すべきものであって、一部の専門家の占有物として、ただ一方的に人々の手もとに配布され伝達されうるものではありません。

しかし、不幸にしてわが国の現状では、教養の重要な養いとなるべき書物は、ほとんど講壇からの天下りや単なる解説に終始し、知識技術を真剣に希求する青少年・学生・一般民衆の根本的な疑問や興味は、けっして十分に答えられ、解きほぐされ、手引きされることがありません。万人の内奥から発した真正の教養への芽ばえが、こうして放置され、むなしく滅びさる運命にゆだねられているのです。

このことは、中・高校だけで教育をおわる人々の成長をはばんでいるだけでなく、大学に進んだり、インテリと目されたりする人々の精神力の健康さえもむしばみ、わが国の文化の実質をまことに脆弱なものにしています。単なる博識以上の根強い思索力・判断力、および確かな技術にささえられた教養を必要とする日本の将来にとって、これは真剣に憂慮されなければならない事態であるといわなければなりません。

わたしたちの「講談社現代新書」は、この事態の克服を意図して計画されたものです。これによってわたしたちは、講壇からの天下りでもなく、単なる解説書でもない、もっぱら万人の魂に生ずる初発的かつ根本的な問題をとらえ、掘り起こし、手引きし、しかも最新の知識への展望を万人に確立させる書物を、新しく世の中に送り出したいと念願しています。

わたしたちは、創業以来民衆を対象とする啓蒙の仕事に専心してきた講談社にとって、これこそもっともふさわしい課題であり、伝統ある出版社としての義務でもあると考えているのです。

一九六四年四月　野間省一

## 政治・社会

1145 冤罪はこうして作られる　小田中聰樹
1201 情報操作のトリック　川上和久
1488 日本の公安警察 —— 青木理
1540 戦争を記憶する —— 藤原帰一
1742 教育と国家 —— 高橋哲哉
1965 創価学会の研究 —— 玉野和志
1969 若者のための政治マニュアル —— 山口二郎
1977 天皇陛下の全仕事 —— 山本雅人
1978 思考停止社会 —— 郷原信郎
1985 日米同盟の正体 —— 孫崎享
2053 〈中東〉の考え方 —— 酒井啓子
2059 消費税のカラクリ —— 斎藤貴男
2068 財政危機と社会保障 —— 鈴木亘
2073 リスクに背を向ける日本人　山岸俊男　メアリー・C・ブリントン
2079 認知症と長寿社会 —— 信濃毎日新聞取材班
2110 原発報道とメディア —— 武田徹
2112 原発社会からの離脱　宮台真司　飯田哲也
2115 国力とは何か —— 中野剛志
2117 未曾有と想定外 —— 畑村洋太郎
2123 中国社会の見えない掟　加藤隆則
2130 ケインズとハイエク　松原隆一郎
2135 弱者の居場所がない社会　阿部彩
2138 超高齢社会の基礎知識　鈴木隆雄
2149 不愉快な現実 —— 孫崎享
2152 鉄道と国家 —— 小牟田哲彦
2176 ＪＡＬ再建の真実 —— 町田徹
2181 日本を滅ぼす消費税増税 —— 菊池英博
2183 死刑と正義 —— 森炎
2186 民法はおもしろい —— 池田真朗
2197 「反日」中国の真実 —— 加藤隆則
2203 ビッグデータの覇者たち —— 海部美知
2232 やさしさをまとった殲滅の時代　堀井憲一郎
2246 愛と暴力の戦後とその後 —— 赤坂真理
2247 国際メディア情報戦 —— 高木徹
2276 ジャーナリズムの現場から　大鹿靖明　編著
2294 安倍官邸の正体 —— 田﨑史郎
2295 福島第一原発事故7つの謎　ＮＨＫスペシャル『メルトダウン』取材班
2297 ニッポンの裁判 —— 瀬木比呂志

## 経済・ビジネス

350 経済学はむずかしくない〈第2版〉——都留重人
1596 失敗を生かす仕事術 畑村洋太郎
1624 企業を高めるブランド戦略——田中洋
1641 ゼロからわかる経済の基本——野口旭
1656 コーチングの技術——菅原裕子
1695 世界を制した中小企業 黒崎誠
1926 不機嫌な職場——高橋克徳 河合太介 永田稔 渡部幹
1992 経済成長という病——平川克美
1997 日本の雇用——大久保幸夫
2010 日本銀行は信用できるか 岩田規久男
2016 職場は感情で変わる 高橋克徳
2036 決算書はここだけ読め!——前川修満
2061 「いい会社」とは何か 小野泉 古野庸一
2064 決算書はここだけ読め! キャッシュ・フロー計算書編 前川修満
2078 電子マネー革命——伊藤亜紀
2087 財界の正体——川北隆雄
2091 デフレと超円高——岩田規久男
2125 ビジネスマンのための「行動観察」入門 松波晴人
2128 日本経済の奇妙な常識 吉本佳生
2148 経済成長神話の終わり アンドリュー・J・サター 中村起子 訳
2151 勝つための経営——畑村洋太郎 吉川良三
2163 空洞化のウソ——松島大輔
2171 経済学の犯罪——佐伯啓思
2174 二つの「競争」——井上義朗
2178 経済学の思考法——小島寛之
2184 中国共産党の経済政策 柴田聡 長谷川貴弘
2205 日本の景気は賃金が決める 吉本佳生
2218 会社を変える分析の力 河本薫
2229 ビジネスをつくる仕事 小林敬幸
2235 20代のための「キャリア」と「仕事」入門——塩野誠
2236 部長の資格——米田巖
2240 会社を変える会議の力 杉野幹人
2242 孤独な日銀——白川浩道
2252 銀行問題の核心——江上剛 郷原信郎
2261 変わった世界 変わらない日本——野口悠紀雄
2267 「失敗」の経済政策史 川北隆雄
2300 世界に冠たる中小企業 黒崎誠
2303 「タレント」の時代——酒井崇男

## 心理・精神医学

331 異常の構造——木村敏
590 家族関係を考える——河合隼雄
725 リーダーシップの心理学——国分康孝
824 森田療法——岩井寛
1011 自己変革の心理学——伊藤順康
1020 アイデンティティの心理学 鑪幹八郎
1044 〈自己発見〉の心理学 国分康孝
1241 心のメッセージを聴く 池見陽
1289 軽症うつ病——笠原嘉
1348 自殺の心理学——高橋祥友
1372 〈むなしさ〉の心理学 諸富祥彦
1376 子どものトラウマ——西澤哲
1465 トランスパーソナル心理学入門——諸富祥彦
1787 人生に意味はあるか 諸富祥彦
1827 他人を見下す若者たち 速水敏彦
1922 発達障害の子どもたち——杉山登志郎
1962 親子という病——香山リカ
1984 いじめの構造——内藤朝雄
2008 関係する女 所有する男——斎藤環
2030 がんを生きる——佐々木常雄
2044 母親はなぜ生きづらいか——香山リカ
2062 人間関係のレッスン 向後善之
2076 子ども虐待——西澤哲
2085 言葉と脳と心——山鳥重
2105 はじめての認知療法——大野裕
2116 発達障害のいま——杉山登志郎
2119 動きが心をつくる——春木豊
2143 アサーション入門——平木典子
2180 パーソナリティ障害とは何か——牛島定信
2231 精神医療ダークサイド 佐藤光展
2344 ヒトの本性——川合伸幸
2347 信頼学の教室——中谷内一也
2349 「脳疲労」社会——徳永雄一郎
2385 はじめての森田療法 北西憲二
2415 新版 うつ病をなおす 野村総一郎
2444 怒りを鎮める うまく謝る 川合伸幸

## 自然科学・医学

1141 安楽死と尊厳死——保阪正康
1328 「複雑系」とは何か——吉永良正
1343 カンブリア紀の怪物たち サイモン・コンウェイ・モリス 松井孝典 監訳
1500 科学の現在を問う 村上陽一郎
1511 優生学と人間社会——米本昌平 松原洋子 橳島次郎 市野川容孝
1689 時間の分子生物学——粂和彦
1700 核兵器のしくみ——山田克哉
1706 新しいリハビリテーション 大川弥生
1786 数学的思考法——芳沢光雄
1805 人類進化の700万年 三井誠
1813 はじめての〈超ひも理論〉 川合光
1840 算数・数学が得意になる本 芳沢光雄

1861 〈勝負脳〉の鍛え方——林成之
1881 「生きている」を見つめる医療——中村桂子 山岸敦
1891 生物と無生物のあいだ 福岡伸一
1925 数学でつまずくのはなぜか 小島寛之
1929 脳のなかの身体——宮本省三
2000 世界は分けてもわからない 福岡伸一
2023 ロボットとは何か——石黒浩
2039 ソーシャルブレインズ入門 藤井直敬
2097 〈麻薬〉のすべて——船山信次
2122 量子力学の哲学——森田邦久
2166 化石の分子生物学——更科功
2191 DNA医学の最先端 大野典也
2204 森の力——宮脇昭

2219 宇宙はなぜこのような宇宙なのか——青木薫
2226 宇宙生物学で読み解く「人体」の不思議——吉田たかよし
2244 呼鈴の科学——吉田武
2262 生命誕生——中沢弘基
2265 SFを実現する——田中浩也
2268 生命のからくり——中屋敷均
2269 認知症を知る——飯島裕一
2292 認知症の「真実」——東田勉
2359 ウイルスは生きている 中屋敷均
2370 明日、機械がヒトになる 海猫沢めろん
2384 ゲノム編集とは何か 小林雅一
2395 不要なクスリ 無用な手術 富家孝
2434 生命に部分はない——A・キンブレル 福岡伸一 訳

## 知的生活のヒント

## 哲学・思想Ⅰ

66 哲学のすすめ――岩崎武雄
159 弁証法はどういう科学か 三浦つとむ
501 ニーチェとの対話――西尾幹二
871 言葉と無意識――丸山圭三郎
898 はじめての構造主義 橋爪大三郎
916 哲学入門一歩前――廣松渉
921 現代思想を読む事典 今村仁司 編
977 哲学の歴史――新田義弘
989 ミシェル・フーコー 内田隆三
1001 今こそマルクスを読み返す 廣松渉
1286 哲学の謎――野矢茂樹
1293 「時間」を哲学する――中島義道

1315 じぶん・この不思議な存在――鷲田清一
1357 新しいヘーゲル――長谷川宏
1383 カントの人間学――中島義道
1401 これがニーチェだ――永井均
1420 無限論の教室――野矢茂樹
1466 ゲーデルの哲学――高橋昌一郎
1575 動物化するポストモダン 東浩紀
1582 ロボットの心――柴田正良
1600 ハイデガー＝存在神秘の哲学――古東哲明
1635 これが現象学だ――谷徹
1638 時間は実在するか 入不二基義
1675 ウィトゲンシュタインはこう考えた 鬼界彰夫
1783 スピノザの世界――上野修

1839 読む哲学事典――田島正樹
1948 理性の限界――高橋昌一郎
1957 リアルのゆくえ――大塚英志 東浩紀
1996 今こそアーレントを読み直す――仲正昌樹
2004 はじめての言語ゲーム――橋爪大三郎
2048 知性の限界――高橋昌一郎
2050 超解読！ はじめてのヘーゲル『精神現象学』 竹田青嗣 西研
2084 はじめての政治哲学 小川仁志
2099 超解読！ はじめてのカント『純粋理性批判』 竹田青嗣
2153 感性の限界――高橋昌一郎
2169 超解読！ はじめてのフッサール『現象学の理念』――竹田青嗣
2185 死別の悲しみに向き合う――坂口幸弘
2279 マックス・ウェーバーを読む――仲正昌樹

## 哲学・思想Ⅱ

13 論語——貝塚茂樹
285 正しく考えるために 岩崎武雄
324 美について——今道友信
1007 日本の風景・西欧の景観——オギュスタン・ベルク 篠田勝英 訳
1123 はじめてのインド哲学 立川武蔵
1150 「欲望」と資本主義——佐伯啓思
1163 「孫子」を読む——浅野裕一
1247 メタファー思考——瀬戸賢一
1248 20世紀言語学入門 加賀野井秀一
1278 ラカンの精神分析——新宮一成
1358 「教養」とは何か——阿部謹也
1436 古事記と日本書紀 神野志隆光
1439 〈意識〉とは何だろうか 下條信輔
1542 自由はどこまで可能か 森村進
1544 倫理という力——前田英樹
1560 神道の逆襲——菅野覚明
1741 武士道の逆襲——菅野覚明
1749 自由とは何か——佐伯啓思
1763 ソシュールと言語学——町田健
1849 系統樹思考の世界——三中信宏
1867 現代建築に関する16章 五十嵐太郎
2009 ニッポンの思想——佐々木敦
2014 分類思考の世界——三中信宏
2093 ウェブ×ソーシャル×アメリカ 池田純一
2114 いつだって大変な時代——堀井憲一郎
2134 いまを生きるための思想キーワード——仲正昌樹
2155 独立国家のつくりかた 坂口恭平
2167 新しい左翼入門——松尾匡
2168 社会を変えるには——小熊英二
2172 私とは何か——平野啓一郎
2177 わかりあえないことから 平田オリザ
2179 アメリカを動かす思想 小川仁志
2216 まんが 哲学入門——森岡正博 寺田にゃんこふ
2254 教育の力——苫野一徳
2274 現実脱出論——坂口恭平
2290 闘うための哲学書——小川仁志 萱野稔人
2341 ハイデガー哲学入門 仲正昌樹
2437 ハイデガー『存在と時間』入門——轟孝夫

Ⓑ

## 宗教

27 禅のすすめ——佐藤幸治
135 日蓮——久保田正文
217 道元入門——秋月龍珉
606 「般若心経」を読む——紀野一義
667 生命《いのち》あるすべてのものに マザー・テレサ
698 神と仏——山折哲雄
997 空と無我——定方晟
1210 イスラームとは何か——小杉泰
1469 ヒンドゥー教 クシティ・モーハン・セーン 中川正生 訳
1609 一神教の誕生——加藤隆
1755 仏教発見!——西山厚
1988 入門 哲学としての仏教 竹村牧男
2100 ふしぎなキリスト教——橋爪大三郎 大澤真幸
2146 世界の陰謀論を読み解く——辻隆太朗
2159 古代オリエントの宗教 青木健
2220 仏教の真実——田上太秀
2241 科学vs.キリスト教——岡崎勝世
2293 善の根拠——南直哉
2333 輪廻転生——竹倉史人
2337 『臨済録』を読む——有馬頼底
2368 「日本人の神」入門——島田裕巳

ⓒ

## 日本史Ⅰ

## 日本史Ⅱ